Florin Gandor

Atorvastatin und Neuroprotektion

Florin Gandor

Atorvastatin und Neuroprotektion

Beobachtungen bei Glutamat-induzierter
Exzitotoxizität in primären kortikalen Neuronen

Südwestdeutscher Verlag für Hochschulschriften

Impressum / Imprint
Bibliografische Information der Deutschen Nationalbibliothek: Die Deutsche Nationalbibliothek verzeichnet diese Publikation in der Deutschen Nationalbibliografie; detaillierte bibliografische Daten sind im Internet über http://dnb.d-nb.de abrufbar.
Alle in diesem Buch genannten Marken und Produktnamen unterliegen warenzeichen-, marken- oder patentrechtlichem Schutz bzw. sind Warenzeichen oder eingetragene Warenzeichen der jeweiligen Inhaber. Die Wiedergabe von Marken, Produktnamen, Gebrauchsnamen, Handelsnamen, Warenbezeichnungen u.s.w. in diesem Werk berechtigt auch ohne besondere Kennzeichnung nicht zu der Annahme, dass solche Namen im Sinne der Warenzeichen- und Markenschutzgesetzgebung als frei zu betrachten wären und daher von jedermann benutzt werden dürften.

Bibliographic information published by the Deutsche Nationalbibliothek: The Deutsche Nationalbibliothek lists this publication in the Deutsche Nationalbibliografie; detailed bibliographic data are available in the Internet at http://dnb.d-nb.de.
Any brand names and product names mentioned in this book are subject to trademark, brand or patent protection and are trademarks or registered trademarks of their respective holders. The use of brand names, product names, common names, trade names, product descriptions etc. even without a particular marking in this works is in no way to be construed to mean that such names may be regarded as unrestricted in respect of trademark and brand protection legislation and could thus be used by anyone.

Coverbild / Cover image: www.ingimage.com

Verlag / Publisher:
Südwestdeutscher Verlag für Hochschulschriften
ist ein Imprint der / is a trademark of
AV Akademikerverlag GmbH & Co. KG
Heinrich-Böcking-Str. 6-8, 66121 Saarbrücken, Deutschland / Germany
Email: info@svh-verlag.de

Herstellung: siehe letzte Seite /
Printed at: see last page
ISBN: 978-3-8381-3568-7

Zugl. / Approved by: Berlin, Charité, Diss. 2006

Copyright © 2012 AV Akademikerverlag GmbH & Co. KG
Alle Rechte vorbehalten. / All rights reserved. Saarbrücken 2012

Für meine liebe Familie.

Inhaltsverzeichnis

Vorwort	7
Abstract	9
1 Einleitung	**11**
1.1 Pathophysiologie des Schlaganfalls	12
1.1.1 Exzitotoxizität während des ischämischen Schlaganfalls	13
1.1.2 Die Mechanismen des Kalziums	14
1.1.3 Klassifikation von Glutamatrezeptoren	16
1.1.4 Struktur des NMDA-Rezeptors	17
1.1.5 Apoptose nach ischämischem Schlaganfall	19
2 Aufgabenstellung	**22**
3 Methoden	**23**
3.1 Die primäre neuronale Zellkultur	23
3.2 Vorbehandlung der Zellkulturen	25
3.2.1 Atorvastatin	25
3.2.2 Cholesterin-Biosynthese	26
3.2.3 Mevalonat	27
3.2.4 Farnesylpyrophosphat	27
3.2.5 Geranylgeranylpyrophosphat	28
3.3 Die Schadensparadigmen	28
3.3.1 Exzitotoxizität durch Glutamat	28
3.3.2 Apoptose durch Camptothecin	28
3.3.3 Sauerstoff-Glukose-Deprivation (OGD)	29

3.4 Messung des Zellschadens und des Zellüberlebens 30
   3.4.1 Zelltod: Laktatdehydrogenase (LDH)-Aktivitätsmessung 30
   3.4.2 Zellüberleben: Thiazolylblau-(MTT)-Messung 31
3.5 Kalziummessung 32
   3.5.1 Antagonisierung spannungsabhängiger Kalzium-Kanäle 33
3.6 Zellkernfärbung 34
3.7 Zellgwinnung, Zelllyse und Immunopräzipitation 34
3.8 Proteinanalyse 35
3.9 Elektrophysiologische Untersuchungen 36
   3.9.1 Methode der *whole cell currents* 36
   3.9.2 Durchführung der *whole cell currents* 36
3.10 mRNA-Isolierung und real time-PCR 38
3.11 Statistik 39
3.12 Materialien 40

4 Ergebnisse 43
4.1 Atorvastatin vermittelt zeit- und dosisabhängig Neuroprotektion 43
   4.1.1 Dosisabhängigkeit der Neuroprotektion 43
   4.1.2 Dosisabhängigkeit Reduktion des Kalziumanstiegs 44
   4.1.3 Zeitabhängigkeit der Neuroprotektion 45
   4.1.4 Zeitabhängigkeit der Reduktion des Kalziumanstiegs 46
4.2 Umgehung der HMG-CoA-Reduktase-Hemmung 47
   4.2.1 Mevalonat verhindert nicht die Neuroprotektion 47
   4.2.2 Mevalonat vermindert nicht die Reduktion des Kalziumanstiegs 49
   4.2.3 Isoprenoide verhindern nicht die Neuroprotektion 50
4.3 Atorvastatin schützt vor NMDA-, nicht vor AMPA und Kainat-induzierter Exzitotoxizität 52
4.4 Atorvastatin reduziert NMDA-induzierte *whole cell currents* 55

4.5 Proteinsynthese und mRNA-Expression der NMDA-Rezeptor-
      Untereinheiten   56
    4.5.1 Atorvastatin verändert nicht die Menge der
          mRNA-Produkte der NMDA-Rezeptor-Untereinheiten   56
    4.5.2 Atorvastatin verändert nicht
          die Membranständigkeit der NR2B-Untereinheit   57
    4.5.3 Atorvastatin verändert nicht
          die mRNA-Expression der NR2B- und NR2C-Untereinheit   58
  4.6 Atorvastatin verstärkt Camptothecin-induzierte Apoptose   59
  4.7 Atorvastatin schützt nicht vor Sauerstoff-Glucose-Deprivation   60
  4.8 Atorvastatin schützt Zellkerne vor Exzitotoxizität,
      nicht vor Apoptose oder OGD   61

5   **Diskussion**   **63**

6   **Zusammenfassung und Ausblick**   **72**

7   **Literaturverzeichnis**   **73**
    7.1 Eigene Publikation   83

8   **Danksagung**   **84**

Vorwort

Atorvastatin gehört zu einer Gruppe lipidsenkender Medikamente, die über eine kompetitive Hemmung des Schlüsselenzyms der Cholesterin-Biosynthese, der β-HMG-CoA-Reduktase (β-Hydroxymethylglutaryl-Coenzym A-Reduktase) wirken. Sie sind daher zur Therapie der Hypercholesterinämie (Stein et al. 2002) und der koronaren Herzkrankheit (Rader et al. 2003) indiziert. In zahlreichen klinischen Studien konnte gezeigt werden, dass unter Statinmedikation ebenfalls die Schlaganfallinzidenz gesenkt wird (Hess et al. 2000, Cuchiara und Kassner 2001, Heart Protection Study Collaborative Group 2002, Bösel und Endres 2002) und durch Statinvorbehandlung die klinischen Auswirkungen des Schlaganfalls gemildert werden (Greisenegger et al. 2004, Marti-Fabregas et al. 2004, Endres et al. 1998). Dies ist umso erstaunlicher, als ein hoher Cholesterinspiegel als Risikofaktor für den ischämischen Schlaganfall gar nicht als etabliert anzusehen ist, sondern kontrovers diskutiert wird (Prospective Studies Collaboration 1995, Hebert et al. 1995, Hachinski et al. 1996, Amarenco 2001). In zahlreichen experimentellen Studien zeigte sich aber, dass die durch Statine vermittelten Wirkungen vielfach auf cholesterin-unabhängigen Mechanismen beruhen. Diese sogenannten pleiotropen Effekte umfassen vasodilatative, antiinflammatorische, antithrombotische und antioxidative Mechanismen (Endres et al. 1998, Takemoto und Liao 2001, Tsiara et al. 2003). Gegenstand dieser Arbeit ist es, unabhängig von vaskulär vermittelten Komponenten die direkte Neuroprotektion eines Statins in neuronalen Zellkulturen zu untersuchen. Dabei konnte in etablierten Modellen für den exzitotoxischen neuronalen Zelltod eine signifikante zeit- und dosisabhängige Neuroprotektion durch Atorvastatin-Vorbehandlung gezeigt werden. Weiter konnte durch Atorvastatin-Vorbehandlung der durch exzitotoxische Stimuli induzierte Anstieg intrazellulären Kalziums signifikant gesenkt werden. Dieser Effekt ließ sich nicht durch Umgehung der Enzymhemmung umkehren, ist also unabhängig von der HMG-CoA-Reduktase-Hemmung. Zudem zeigte Atorvastatin pro-apoptotische Eigenschaften im Camptothecin-induzierten apoptotischen Zelltod. Im in-vitro-Schlaganfallmodell, der kombinierten Sauerstoff-Glukose-Deprivation, vermittelte Atorvastatin keine direkten neuroprotektiven Eigenschaften. Zusammengefasst vermittelt Atorvastatin antiexzitotoxische Eigenschaften unabhängig von der HMG-CoA-Reduktase-Hemmung.

Abstract

Atorvastatin is a lipid lowering drug acting via competitive inhibition of the key enzyme of the cholesterol biosynthesis, the HMG-CoA reductase and is therefore indicated for the treatment of hypercholesterolaemia (Stein et al. 2002) and coronary heart disease (Rader et al. 2003). It has been shown that statins lower the risk of stroke (Hess et al. 2000, Cuchiara und Kassner 2001, Heart Protection Study Collaborative Group 2002, Bösel und Endres 2002). In addition, premedication with statins improves the outcome of stroke (Greisenegger et al. 2004, Marti-Fabregas et al. 2004, Endres et al. 1998). This remains remarkable as high cholesterol levels as a risk factor for stroke are discussed controversially (Prospective Studies Collaboration 1995, Hebert et al. 1995, Hachinski et al. 1996, Amarenco 2001). These pleiotropic effects include vasodilatative, anti-inflammatory, anti-thrombotic and anti-oxidative properties (Endres et al. 1998, Takemoto und Liao 2001, Tsiara et al. 2003). We examined the direct neuroprotective effects of atorvastatin in primary cortical neuronal cell cultures seperate from vascular mediated mechanisms. In established excitotoxic paradigms of neuronal cell death atorvastatin mediated a significant time and dose dependent neuroprotection. Furthermore, atorvastatin significantly lowered the glutamate-induced increase of calcium. This effect could not be reversed by coapplication of mevalonate or other isoprenoids; hence they are independent of HMG-CoA reductase inhibition. Subtype-analysis of glutamate receptors showed that atorvastatin attenuated NMDA-mediated changes in intracellular calcium concentrations. Atorvastatin showed pro-apoptotic properties in Camptothecin-induced apoptosis and did not exert direct neuroprotective properties in an *in vitro* model of stroke, the oxygen-glucose-deprivation.

Together, atorvastatin exerts direct anti-excitotoxic neuroprotection independent of HMG-CoA reductase inhibition.

1 Einleitung

Mit einer Inzidenz von 160 bis 240 pro 100.000 Einwohnern steht der Schlaganfall nach dem akuten Koronarsyndrom und malignen Erkrankungen an dritter Stelle der Todesursachenstatistik (Statistisches Bundesamt 2004). Die einzig mögliche kausale Therapie besteht in einer zeitnahen Thrombolyse (Hacke et al. 1995), die allerdings unter Berücksichtigung der Kontraindikationen nur innerhalb eines Zeitfensters von drei Stunden systemisch, unter besonderen Indikationen bis zu sechs Stunden lokal nach Beginn des Akutereignisses erfolgen kann und somit nur wenigen Betroffenen zugute kommt. U.a. deshalb ist der Schlaganfall die häufigste Ursache dauerhafter Behinderung und in Industrieländern aufgrund der Kosten für Akutbehandlung, Rehabilitation und den anfallenden Folgekosten die teuerste Erkrankung überhaupt (Wolf 1992). Trotz intensiver Grundlagenforschung und klinischen Studien ist es in den letzten Jahrzehnten nicht gelungen, die Inzidenz des Schlaganfalles deutlich zu senken. Dies mag auch an der steigenden Lebenserwartung unserer Gesellschaft liegen, denn mit zunehmendem Alter steigt auch die Inzidenz des Schlaganfalls. Schließlich ist es wichtig, die pathophysiologischen Grundlagen des Schlaganfalls zu verstehen, um neue Therapieansätze entwickeln zu können, die den Patienten vor den Folgeschäden eines ischämischen Schlaganfalles bewahren und das Ausmaß eines Schlaganfalles und der resultierenden Behinderung reduzieren.

1.1 Pathophysiologie des Schlaganfalls

Ein Schlaganfall resultiert aus dem Erliegen des zerebralen Blutflusses, entweder als globale zerebrale Ischämie während des Herzkreislaufstillstandes oder als fokales Ereignis, dann meist aufgrund eines okkludierten Gefäßes im Rahmen eines embolischen oder thrombotischen Geschehens. Aufgrund der niedrigen Reservekapazität des Gehirns an Energielieferanten liegt seine Ischämietoleranz bei wenigen Minuten. Dabei kommt es in zeitlicher Reihenfolge zur Initiierung verschiedener Schadensmechanismen, die in ineinander übergehende Phasen gegliedert werden können. Dirnagl et al. charakterisierten 1999 diesen Ablauf in die Phase der Exzitotoxizität, die Phase der Periinfarktdepolarisation, die Phase der Entzündung und die Phase des programmierten Zelltodes, der Apoptose (Abb. 1, Dirnagl et al. 1999). Entscheidend an dieser Einteilung ist v.a. die Erkenntnis, dass bei zerebraler Ischämie neuronaler Zelltod durch verschiedene Mechanismen hervorgerufen werden kann.

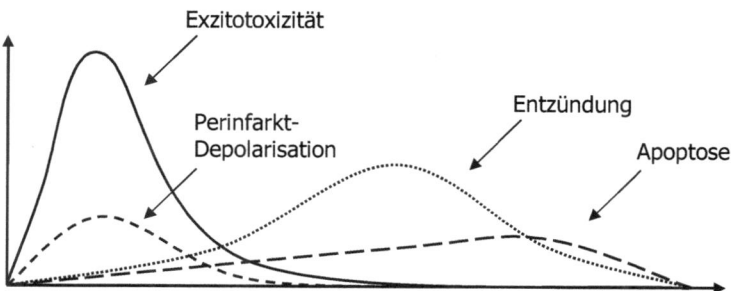

Abb. 1: Kaskade der Schadensmechanismen bei fokaler zerebraler Ischämie nach Dirnagl et al., 1999

1.1.1 Exzitotoxizität während des ischämischen Schlaganfalls

Aufgrund des Mangels an Energieträgern können energieabhängige membranständige Ionenpumpen nicht mehr suffizient arbeiten, weswegen es zu einem Zusammenbruch des transmembranösen Ionengradienten und damit des Membranpotentials kommt. Dadurch öffnen sich spannungsabhängige Kalziumkanäle, wodurch zum einen die Zelle mit Kalzium überladen wird, zum anderen exzitatorische Aminosäuren, vor allem Glutamat, in den Extrazellulärraum freigesetzt werden. Außerdem ist die energieabhängige Wiederaufnahme dieser Transmitter unzureichend, sodass es zu einer Akkumulation von Glutamat im Extrazellulärraum kommt. Dies ist die wesentliche Grundlage des Phänomens Exzitotoxizität. Durch Aktivierung von NMDA-Kanälen (n-Methyl-D-Aspartat-Kanälen) durch v.a. Glutamat kommt es schließlich zu einer zusätzlichen Kalziumüberladung der Zellen. Durch Aktivierung proteolytischer Mechanismen und resultierende Degradierung des Zytoskelettes wird das Gewebe zudem direkt geschädigt. Über Phospholipase A_2 und Zyklooxygenase werden freie Sauerstoffradikale produziert, woraus nicht nur eine zusätzliche Schädigung des Gewebes, sondern auch die Aktivierung von inflammatorischen und apoptotischen Mechanismen resultiert. Interessanterweise sind diese Veränderungen im Bereich des ischämischen Areals nicht gleichermaßen verteilt. Im Kern der Ischämiezone liegt der zerebrale Blutfluss 20% unter der Norm. Hier findet ein rascher, zumeist exzitotoxischer Zelltod statt. Zwischen diesem und dem normalen Hirngewebe liegt die Randzone, die sog. Penumbra, in welcher der Blutfluss ebenfalls reduziert ist, jedoch energieabhängige Stoffwechselmechanismen in Abhängigkeit von der Restperfusion noch bedingt arbeiten. Bei Ausbleiben reperfundierender therapeutischer oder spontaner Mechanismen wird auch diese Zone schließlich irreversibel geschädigt. Außerdem entscheiden zusätzlich periischämische

Depolarisation, postischämische inflammatorische Faktoren, Apoptose und weitere sekundäre Mechanismen über das Schicksal des sich dort befindlichen Gewebes. Eine Intervention mittels Thrombolyse und das sich anschließende Schlaganfallmanagement sind auf das Überleben dieser Penumbra ausgerichtet.

1.1.2 Mechanismen des Kalziums

Kalziumionen sind entscheidende Mediatoren zahlreicher neuronaler Zellfunktionen, weswegen ihre intrazelluläre Konzentration einer engen Überwachung unterliegt. Unter homöostatischen Bedingungen liegt die zytoplasmatische Kalziumkonzentration bei circa 100 nM, 1000fach niedriger als die Zellgesamtkonzentration oder die des Extrazellulärraumes. Diese niedrige Konzentration wird durch die niedrige Membranpermeabilität für Kalziumionen, durch energieabhängige Transport-mechanismen (Ca^{2+}-ATPase), durch Antiporter (Na^+-Ca^{2+}-Antiporter) und Pufferung erreicht. Wird das Neuron stimuliert, steigt die intrazelluläre Kalziumkonzentration an. Dies wird durch mebranständige Ionenkanäle erreicht, die entweder durch Depolarisation (voltage dependent calcium channel – VDCC) oder durch Neurotransmitter (agonist operated calcium channel – AOCC) aktiviert werden. Zudem wird nach Stimulation auch ohne Kalziumeinstrom ein Anstieg der intrazellulären Kalziumkonzentration beobachtet, was das Freisetzen aus intrazellulären Speichern, dem endoplasmatischen Retikulum, wiederspiegelt. Diese intrazellulären Speicher lassen sich in zwei Klassen unterteilen, die jeweils durch verschiedene Botenstoffe, sogenannte second messenger, aktiviert werden. Dies ist zum einen Inositol 1,4,5-triphophat (IP_3) und zum anderen Kalzium selbst (Berridge 1993, Henzi et al. 1992).

Während einer zerebralen Ischämie kommt es im Infarktareal zum Erliegen des neuronalen aeroben Stoffwechsels und somit auch der ATP-Synthese (Adenosintriphosphat) (Martin et al. 1994; Siesjo 1992). Erniedrigte Energieproduktion in Form von ATP hat den Verlust des transmembranösen Ionengradienten zur Folge, da aktive Transportmechanismen, welche zur Aufrechterhaltung des Membranpotentials benötigt werden, nicht mehr suffizient arbeiten (Hansen 1985; Kristian et al. 1997; Krnjevic et al. 1989; Martin et al. 1994; Vornov 1998). Der Verlust des Membranpotentials führt zur Depolarisation der neuronalen Zellmembran, die sowohl eine präsynaptische Freisetzung von Glutamat als auch eine beeinträchtigte Wiederaufnahme dieses Neurotransmitters mit sich bringt. Während die ATP-Konzentration unter zunehmender Dauer der Ischämie weiter abnimmt, kommen zusätzlich sowohl nichtsynaptische als auch kalziumunabhängige Mechanismen der Glutamatfreisetzung zum Tragen (Szatkowski et al. 1994). Übermäßiges extrazelluläres Glutamat kann zudem mit NMDA Kanälen (N-Methyl-D-Aspartat-Kanälen), welche für Kalzium-, Natrium- und Kaliumionen permeabel sind, und AMPA Kanälen (α-Amino-3-Hydroxy-5-Methyl-4-Isoazol-Propionsäure-Kanälen), die für Natrium- und Kaliumionen permeabel sind und sekundär über eine Membrandepolarisation Kalziumionen einströmen lassen, interagieren, was zu einem zusätzlichen Einstrom von Kalziumionen führt.

,

1.1.3 Klassifikation von Glutamatrezeptoren

Glutamatrezeptoren unterteilen sich in zwei Haupt- und mehrere Unterklassen. Zu einer der beiden Hauptklassen gehören die ionotropen Rezeptoren, diese sind an Ionenkanäle gekoppelt, welche nach Stimulation durch einen entsprechenden Agonisten geöffnet werden und somit die Permeabilität für Natrium-, Kalium- und Kalziumionen durch die Zellmembran erhöht wird. Diese Kanäle unterteilen sich wiederum in drei verschiedene Unterklassen, entsprechend ihres spezifischen Agonisten in NMDA-, AMPA- und Kainat-Rezeptoren. Die andere Hauptklasse wird durch metabotrope Rezeptoren gebildet, welche an intrazelluläre Enzyme, sogenannte G-Proteine (Guanosintriphosphat bindende Proteine), gekoppelt sind. Nach Stimulation durch Glutamat werden durch G-Protein intrazelluläre Enzyme aktiviert bzw. inhibiert. So stimuliert die Gruppe I der metabotropen Glutamatrezeptoren über stimulierendes G-Protein (G_S-Protein) Phospholipase C, welche Phosphatidylinositol-4,5-bisphosphat (PIP_2) zu Inositol-1,4,5-trisphosphat (IP_3) und Diacylglycerol (DAG) konvertiert. Beide Substanzen agieren dann als intrazelluläre Botenstoffe, sogenannte second messenger. IP_3 öffnet intrazelluläre Kalziumspeicher durch Binden an ionotrope Rezeptoren, wobei das vornehmlich aus dem endoplasmatischen Retikulum freigesetzte Kalzium nun als third messenger agiert. DAG hingegen wird zum einen von Phospholipase A-2 zu Arachidonsäure umgewandelt und steht der Eicosanoidsynthese zur Verfügung. Zum anderen aktiviert DAG Proteinkinase C, welche wiederum in der Lage ist, andere Enzyme zu phosphorylieren und damit zu aktivieren.

Gruppe II und III der metabotropen Glutamatrezeptoren hemmen über inhibierendes G-Protein (G_I-Protein) die Adenylylcyclase und setzen damit die intrazelluläre Konzentration von zyklischem AMP (cAMP) herab.

1.1.4 Struktur des NMDA-Rezeptors

Für den NMDA-Rezeptor existieren drei verschiedene Untereinheiten, NR1-3, von denen wiederum verschiedene Isoformen bekannt sind (NR1a-h, NR2A-D, NR3A-B) (Hollmann 1999). Ein funktioneller NMDA-Rezeptor ist ein heterotetramerer Komplex, bestehend aus obligat zwei NR1- und zwei NR2-Untereinheiten, wobei die NR2 Einheit die Bindungsstelle für den Agonisten – Glutamat – stellt (Anson, Laube, 1998), die NR1 Einheit eine modulative Bindungsstelle für Glycin aufweist (Kuryatov et al. 1994).

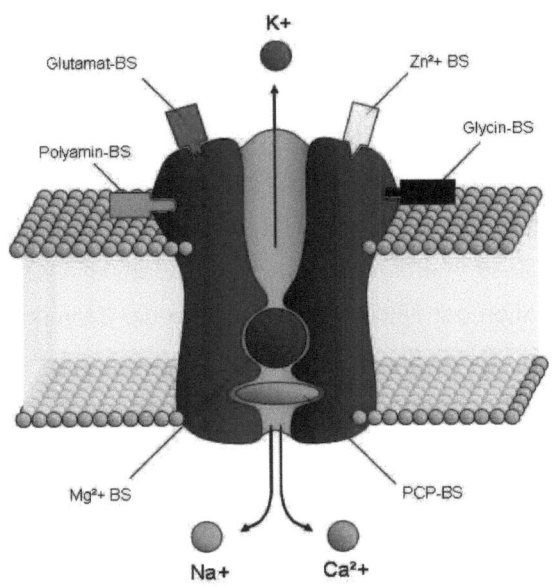

Abb. 2: vereinfachte Darstellung der Struktur des NMDA-Rezeptors nach Feldman R, Fundamentals of Neuropsychopharmacology. BS: Bindungsstelle, PCP: Phencyclidin

Die Zusammensetzung des NMDA-Rezeptors und Beteiligung der verschiedenen Isoformen der Untergruppen spielen eine entscheidende Rolle: durch das Vorhandensein verschiedener NR2 Isoformen zeigten sich Unterschiede in der Kinetik makroskopisch messbarer Ströme (Vicini et al., 1998). Daneben ist auch die Zusammensetzung des ionotropen NMDA-Rezeptors wichtig für die Leitfähigkeit des Ionenkanals. So zeigte sich, dass Rezeptoren in der Konfiguration NR1/NR2A oder NR1/NR2B eine hohe Leitfähigkeit aufweisen und sehr sensitiv für den Magnesiumblock sind, Rezeptoren in der Konfiguration NR1/NR2C oder NR1/NR2D hingegen niedrige Leitfähigkeiten zeigen und nicht sehr sensitiv auf den extrazellulären Magnesiumblock reagieren (Momiyama et al. und Misra et al. 1996, Wyllie et al. 2000).

Durch Unterschiede in der Sensitivität für den Block durch ein Magnesiumion kann auch der Kalziuminflux beeinflusst werden (Cull-Candy et al. 2001).

1995 zeigte Kornau, dass die NR2 Untereinheit des NMDA-Rezeptors über ein Verbindungsprotein mit dem submembranösen Zytoskelett der Zelle in Verbindung steht. Diese membranassoziierten Guanylatkinasen (MUGAK) regulieren die Integration der NMDA-Rezeptoren in die Zellmembran und die Anhäufung dieser im Bereich der Synapsen. Bekanntester Vertreter der MUGAK ist das postynaptische-Dichte-Protein PSD-95.

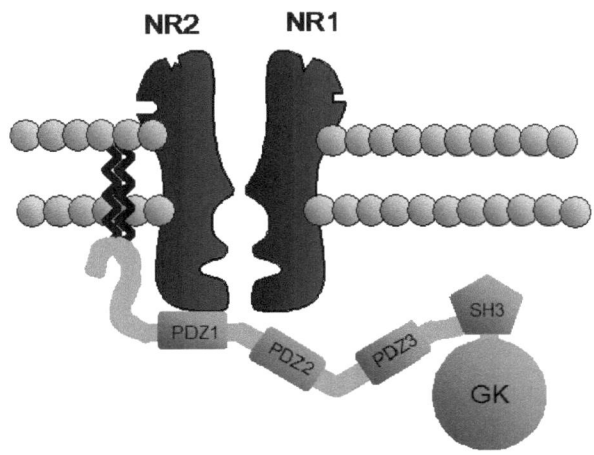

Abb. 3: vereinfachte Darstellung der Struktur des NMDA-Rezeptors und der Verbindung der NR2-Untereinheit mit der MAGUK PSD-95 nach Kornau 1995 NR1/2: NMDA-Rezeptor-Untereinheit 1/2, PDZ: PSD95, Disc-Large, Zona occludens, GK: Guanylat Kinase Domäne, SH3: src homology 3 Domäne

1.1.5 Apoptose nach ischämischem Schlaganfall

Der Begriff Apoptose wurde erstmals 1972 von Kerr et al. in Zusammenhang mit dem Zelltod genannt und beschreibt ein von der Zelle initiiertes Programm zur Selbsttötung. Dieses ist energieverbrauchend und löst keine folgende Entzündung aus. Man hat heute die Vorstellung, dass Apoptose über einen extrinsischen und einen intrisischen Weg initiiert werden kann.

Der extrinsische Weg wird über extrazelluläre Stimuli, also eine Ligandenbindung an einen sogenannten Todesrezeptor an das Zellinnere übermittelt. Agonisten für diese Rezeptoren sind u.a. Tumornekrosefaktor alpha, aber auch verschiedene Zytokine. Über eine Konformationsänderung an der intrazellulären Domäne des Rezeptors (die Todesdomäne, death domain, DD) werden über Zwischenschritte schließlich Proteasen, Caspase 8 und 10 (Cystein-abhängige Aspartat-spezifische Protease) aktiviert. Diese wiederum aktivieren in einer Kaskade weitere Caspasen.

Der intrinsische Weg wird durch eine Dysbalance zwischen pro- und antiapoptotischen Faktoren initiiert und resultiert schließlich in einer Porenbildung in der äußeren Mitochondrienmembran. Aufgrund dieses Verlustes der Integrität der Mitochondrien kommt es zur Freisetzung von Cytochrom C, welches an der Außenseite der inneren Mitochondrienmembran verankert ist, in das Zytosol. Cytochrom C kann dann an den im Zytosol lokalisierten Apaf-1 (apoptotischer Protease-Aktivierungsfaktor-1) binden, was schließlich in der Aktivierung der Caspase 9 resultiert. Analog zur Caspase 8 des extrinsischen Weges kommt es nun zu einer Aktivierung der weiteren Caspasen-Kaskade. Verschiedenste Stimuli, unter anderem der durch Strangbruch der DNA (Desoxyribonukleinsäure) induzierte Transkriptionsfaktor p53 führt zu einer Aktivierung des intrinsischen Weges. Zudem führt er zu einer Expression proapoptotischer Faktoren der Bcl2-Familie.

Am Ende beider Wege liegt die Aktivierung von sogenannten Effektor-Caspasen wie Caspase 3, 6 und 7, welche als Proteasen durch Spaltung von u.a. Filament-assoziierten Proteinen wie Gelsolin, Laminin und Actin das Zytoskelett zerstören. Zudem werden andere Effektorenzyme aktiviert. Durch die Degradierung der Poly-ADP-Ribose-Polymerase (Poly-Adenosindiphosphat-Ribose-Polymerase) werden Reparatur-mechanismen an der DNA eingestellt, die DNA wird fragmentiert, bevor die Zelle in apoptotische Körperchen kompartimentiert wird. Tierexperimentell konnten in der Penumbra einer artifiziellen fokalen zerebalen Ischämie apoptosetypische Veränderungen beobachtet werden. Die DNA-Fragmente lassen sich zum Nachweis der Apoptose heranziehen. So sind die durch Strangbruch freiliegenden Hydroxyl-Gruppen mit der TUNEL-Färbung (terminal transferase mediated dUTP nick end labeling) nachweisbar. Zudem zeigt sich in der Gelelektrophorese das für die Apoptose typische DNA laddering, bei der sich die DNA Fragmente wie eine Leiter darstellen. Außerdem sind im Infarktareal sowohl pro- als auch antiapoptotische Gene und Caspasen in hohem Maße exprimiert. Es zeigte sich eine Korrelation zwischen einerseits Degeneration von Nervenzellen und Expression proapoptotische Gene, zum anderen Überleben von Nervenzellen und Expression antiapoptotischer Faktoren.

2 Aufgabenstellung

Es konnte bisher sowohl klinisch als auch experimentell gezeigt werden, dass Statine über Eigenschaften verfügen, die aufgrund vaskulärer oder vaskulär vermittelter Mechanismen vor zerebrovaskulären Ereignissen schützen. Dabei spielen Mechanismen eine Rolle, die über eine Hemmung des Schlüsselenzyms der Cholesterolbiosynthese vermittelt werden, jedoch weitgehend vom Cholesterol unabhängig ablaufen.

Gegenstand dieser Arbeit ist es, unabhängig von diesen indirekt vermittelten Effekten zu untersuchen, ob Atorvastatin auch direkt auf Nervenzellen protektive Mechanismen vermittelt.

Hierzu wurden primäre kortikale Neurone in der Zellkultur untersucht. Es wurden exzitotoxische, apoptotische und dem Schlaganfall nachempfundene Schadensmodelle herangezogen. Durch Messung von Schadensparametern und Überlebensmarkern wurde für die bestmögliche Neuroprotektion eine Dosisfindung durchgeführt und die optimale Vorbehandlungsdauer ermittelt.

Schließlich wurde untersucht, über welchen Mechanismus die zu beobachtende Neuroprotektion vermittelt wird. Dazu erfolgten Messungen der intrazellulären Kalziumdynamik nach exzitotoxischer Stimulation. Zur Untersuchung von Rezeptorunterklassen wurden *patch-clamp* Untersuchungen durchgeführt und durch *western blot* und real time PCR die Zusammensetzung und Menge beteiligter Ionenkanäle ermittelt.

3 Methoden

3.1 Die primäre neuronale Zellkultur

Die primären, neuronalen Zellkulturen der Großhirnrinde (Kortex) wurden aus Embryonen am Embryonaltag E16 bis E18 von trächtigen Wistarratten gewonnen. Die Präparation erfolgte nach der Methode von Brewer (1995) mit folgenden Veränderungen (siehe auch Harms et al. 2001):
Die Wistarrattenweibchen wurden mit Fluothane in eine tiefe Narkose versetzt und dann durch zervikale Diskonnektion getötet. Nach Desinfektion und Eröffnung der Bauchhöhle wurden die Uteri entnommen und in eine sterile Glaspetrischale überführt. Alle weiteren Schritte wurden unter sterilen Bedingungen durchgeführt. Die Embryonen wurden aus dem Uterus herauspräpariert und in kalte phosphatgepufferte Kochsalzlösung ohne Kalzium/Magnesium (PBS w/o) überführt. Die Schädelanlagen wurden unter dem Mikroskop (Leica 2000) eröffnet und die Gehirne entnommen. Nach Entfernung der Hirnhäute (Meningen) wurde der Kortex herauspräpariert, dreimal mit PBS ohne Kalzium/Magnesium gespült und 15 min bei 36,5 °C mit Trypsin/EDTA (Ethylendiaminessigsäure) [0,05 / 0,02% Gewicht pro Volumen (w/v)] in PBS ohne Kalzium/Magnesium inkubiert. Anschließend wurde erneut mit PBS und danach mit Nährmedium gespült (Eagle´s modifiziertes Medium, im folgenden Dissoziationsmedium genannt, mit 10% fötalem Kälberserum, 10 mM HEPES (2-(4-(2-Hydroxyethyl)- 1-piperazinyl)- ethansulfonsäure), 44 mM Glukose, 100 IE Penicillin und Streptomycin/ml, 2 mM L-Glutamin, 100 IE Insulin/l). Das Kortexgewebe wurde dann mit einer Glaspasteurpipette in diesem Medium vorsichtig dissoziiert und dann zentrifugiert (210 x g für 2 min bei Raumtemperatur). Das Pellet wurde in

sogenanntem Startermedium aufgenommen (Neurobasales Medium [NBM] mit B27-supplement, 10 ml auf 500 ml), 100 IE Penicillin/Streptomycin/ml, 0,5 mM L-Glutamin und 25 µM Glutamat). Die Zellzahl wurde mittels einer Fuchs-Rosenthal-Zählkammer bestimmt. Zur Färbung toter Zellen wurde Trypanblau verwendet. So konnte ein Überblick über das Verhältnis von lebenden zu toten Zellen gewonnen werden und eine Aussage zur Qualität der Präparation gemacht werden. Die Zellen wurden in einer Dichte von 200.000 / cm^2 in Zellkulturplatten mit 24 oder 96 Vertiefungen in Startermedium ausgesät, die zuvor in folgender Weise beschichtet wurden: Inkubation mit Poly-L-Lysin (0,5% w/v in PBS) für 1 h bei Raumtemperatur, Spülen mit PBS ohne Kalzium/Magnesium, erneute Inkubation mit Kollagen G (0,03% w/v in Dissoziationsmedium) für 1 h bei 37 °C, anschließendes zweimaliges Spülen der Zellkulturplatten mit PBS ohne Kalzium/Magnesium. In die Vertiefungen der Zellkulturplatten wurde dann Startermedium vorgelegt und im nächsten Schritt die Zellen ausgesät. Die Kulturen wurden in Brutschränken mit 5% CO_2-Gehalt und 36,5 °C gehalten. Das Medium wurde am 4. Tag beginnend alle vier Tage jeweils zur Hälfte durch neues Neurobasales Medium ersetzt, jetzt aber ohne Beigabe von 25 µM Glutamat (sonst wie oben beschrieben).

3.2 Vorbehandlung der Zellkulturen

3.2.1 Atorvastatin

Atorvastatin wurde in Pulverform bei Raumtemperatur gelagert. Zur Vorbehandlung der primären kortikalen neuronalen Zellkulturen mit Atorvastatin wurde für jeden Versuch eine neue Stocklösung hergestellt. Hierzu wurden 1,4 mg Atorvastatin in 500µl DMSO (Dimethylsulfoxid) und 500 µl absolutem Ethanol gelöst, bevor mililiterweise 24 ml destilliertes Wasser hinzugegeben wurde, um ein Ausfällen zu verhindern. Dies ergab eine 100 µM Stocklösung, welche dann auf entsprechend benötigte Konzentrationen weiterverdünnt werden konnte. Um z.B. eine 1 mM Endkonzentration zu erreichen, wurden zu 500 µl Zellmedium 5 µl der Atorvastatin-Stocklösung gegeben. Entsprechend wurde das Vehikel hergestellt. Vehikel wurde in der gleichen Weise unter Weglassen des Atorvastatins hergestellt und in gleicher Konzentration zu den Kontrollen gegeben.

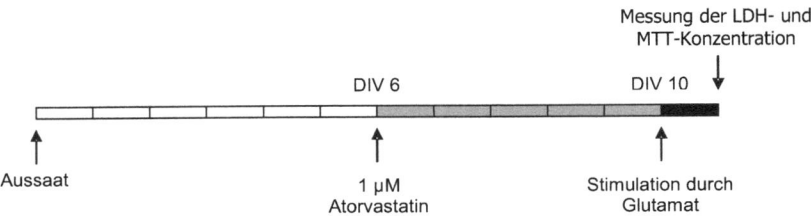

Abb. 4: Beispiel für die Vorbehandlung durch Atorvastatin. Nach Aussaat der primären kortikalen neuronalen Zellkulturen der Ratte wurden diese am 6. DIV mit 1 µM Atorvastatin vorbehandelt. Die exzitotoxische Stimulation mit 50 µM Glutamat für 0,5 h erfolgte am 10. DIV. 24 h nach Stimulation erfolgte die Messung der LDH- und MTT-Werte. DIV – Tage in vitro

3.2.2 Cholesterin-Biosynthese

Da Atorvastatin das Schlüsselenzym der Cholesterin-Biosynthese, die Hydroxymethylglutaryl-Coenzym A-Reduktase (HMG-CoA-Reduktase), hemmt, wurde durch Applikation von Mevalonat, Geranylgeranylpyrophosphat und Farnesylpyrophosphat und damit Umgehung der durch Atorvastatin vermittelten Hemmung des Enzyms untersucht, ob der beobachtete Effekt von Atorvastatin über eine Hemmung der HMG-CoA-Reduktase vermittelt wird und somit umkehrbar ist.

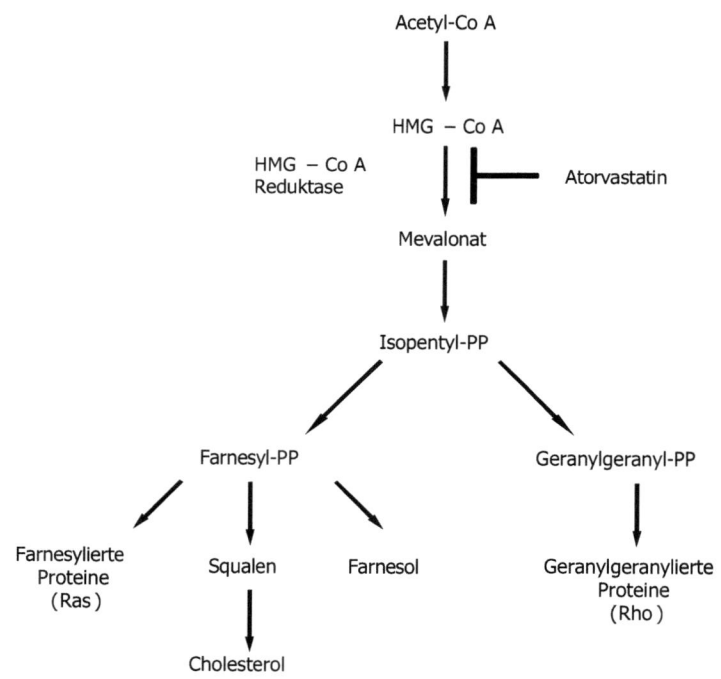

Abb. 5: Cholesterin-Biosynthese und Angriffspunkt des Atorvastatin

3.2.3 Mevalonat

Bei Mevalonat war zunächst eine Aktivierung nötig, denn die vorliegende Lactonform dieser Substanz wird vor dem Gebrauch im Organismus von intrazellulären Enzymen in eine offene Dihydroxy-Form überführt. Für in vitro Modelle besteht hier die Möglichkeit, dieses durch alkalische Aufschließung zu gewährleisten (Habenicht und Glomset, 1980). Hierzu wurde zunächst eine 500 mM Stocklösung hergestellt, indem 1 g DL-Mevalonsäurelacton (DL-β-hydroxy-β-methyl-δ-valerolacton) in 15,3 ml destilliertem Wasser gelöst und bei -20 °C aufbewahrt wurden. Um nun den Lactonring zu öffnen, wurden 92 µl der 500 mM Stocklösung mit 500 µl absolutem Ethanol und 900µl 0,1M NaOH versetzt und dann zwei Stunden in einem 50 °C heißem Wasserbad belassen. Anschließend wurde die Lösung durch tröpfchenweise Zugabe von HCl neutralisiert und schließlich auf 6ml mit PBS w/o aufgefüllt, sofort aliquotiert und bei -20 °C aufbewahrt. Diese 10 mM Stocklösung wurde nur kurz vor Zugabe zum Versuch aufgetaut und bei entsprechend geringer benötigten Konzentrationen mit destilliertem Wasser weiterverdünnt oder direkt in das Medium gegeben.

3.2.4 Farnesylpyrophosphat

Ein Probengefäß von Farnesylpyrophosphat (FPP) enthielt 200 µg / 213 µl. Durch Zugabe von 17,68 µl destilliertem Wasser erhielt man eine Stocklösung mit der Endkonzentration von 2 mM, die dann entweder bei entsprechend geringer benötigten Konzentrationen mit destilliertem Wasser weiterverdünnt oder direkt in das Medium gegeben wurde.

3.2.5 Geranylgeranylpyrophosphat

Ein Probengefäß Geranylgeranylpyrophosphat (GGPP) enthielt 1077 µg/ml. Durch Zugabe von 14 µl destilliertem Wasser erhielt man eine Stocklösung mit der Endkonzentration von 2 mM, die dann entweder bei entsprechend geringer benötigten Konzentrationen mit destilliertem Wasser weiterverdünnt oder direkt in das Medium gegeben wurde.

3.3 Die Schadensparadigmen

3.3.1 Exzitotoxizität durch Glutamat

Die Stimulation erfolgte am zehnten Tag in vitro.
Vor der Glutamatexposition wurde von den Kulturen die Hälfte des Nährmediums abgenommen, mit der gleichen Menge frischen Nährmediums versetzt und bis zur Wiederverwendung bei 36,5° C aufbewahrt. Das Restmedium wurde entfernt und 50 µM Glutamat, gelöst in frischem Medium, zugesetzt, nach 0,5 Stunden wieder entfernt und das ursprüngliche Medium zurückgegeben.

3.3.2 Apoptose durch Camptothecin

Camptothecin (4-ethyl-4-hydroxy-1H-pyrano[3',4':6,7]indolizino[1,2-b]quinoline-3,14-(4H,12H)-dion) ist ein Quinolon-Alkaloid und hemmt die DNA-Reparaturmechanismen über Antagonisierung der Topoisomerase I. Dabei bindet es kovalent an den Komplex aus Topoisomerase I und DNA und verursacht somit Strangbrüche, wodurch Apoptose induziert wird. Diese

Substanz wurde 1966 von M. E. Wall und M. C. Wani aus der Rinde der Camptotheca acuminata isoliert, einem in China heimischem Baum.
Die Apoptoseinduktion mit Camptothecin erfolgte am zehnten Tag in vitro. Camptothecin wurde in Wasser gelöst und in das Medium mit einer Endkonzentration von 10 µM verabreicht. Die Messung der Schadens- und Überlebensparameter erfolgte 48 h nach Exposition.

3.3.3 Sauerstoff-Glukose-Deprivation (OGD)

Die Sauerstoff-Glukose-Deprivation erfolgte am zehnten Tag in vitro.
Dazu wurde die Hälfte des Kulturmediums entfernt und bis zur Wiederverwendung bei 36,5 °C aufbewahrt. Die Kulturen wurden nun zweimal mit PBS mit Kalzium und Magnesium gespült und anschließend in eine Hypoxiekammer (Anaerobierkammer Concept 400, Ruskinn Ltd, GB) überführt. Dort erfolgte der Austausch des PBS mit einer deoxygenierten bilanzierten Salzlösung ohne Glucose, BSS 0 (bestehend aus: 143,8 mM Na^+, 5,5 mM K^+, 0,8 mM Ca^{2+}, 0,8 mM Mg^{2+}, 125,3 mM Cl^-, 26,2 mM HCO_3^-, 1,0 mM $H_2SO_4^{2-}$, 0,8 mM SO_4^{2-}, 0,01 mM Glycin, pH 7,4). Die Kulturen wurden der OGD für 150 Minuten bei einem $pO_2 < 2$ mmHg (5 % CO_2 / 95 % N_2) unterzogen (Bruer et al. 1997). Der pO_2 wurde mit einer polarografischen Elektrode gemessen (Licox, GMS, Kiel). In der Hypoxiekammer wurden die Temperatur bei 36,5 ± 0,5 °C und die Luftfeuchtigkeit (> 90 %) konstant gehalten. Anschließend wurde das aufgehobene Medium mit der gleichen Menge frischen Nährmediums versetzt und den Kulturen zurückgegeben. Als Kontrollen wurden Schwesterkulturen aus der selben Präparation mit bilanzierter Salzlösung mit 20 mM D-Glukose (BSS 20) inkubiert und für die gleiche Dauer im Brutschrank belassen.

3.4 Messung des Zellschadens und des Zellüberlebens

3.4.1 Zelltod: Laktatdehydrogenase (LDH)-Aktivitätsmessung

Verlieren Zellen die Integrität ihrer Zellmembran, werden intrazelluläre Enzyme freigesetzt. Die Laktatdehydrogenase (LDH) ist ein solches Enzym, dessen extrazelluläre Konzentration Aufschluss über den entstandenen Zellschaden geben kann. Die LDH-Aktivität wurde im Überstand der Zellkulturen nach verschiedenen Zeitpunkten gemessen (Koh et al 1987).

Zur Messung der LDH-Aktivität wurden 50 µl Medium als Doppelbestimmung jeder Vertiefung als Probe entnommen und in die Vertiefungen einer Mikrotiterplatte gegeben. Als Referenzwert wurden 25 µl Enzymstandard control-2-E in Doppelbestimmung auf jede Platte pipettiert. Dieser Enzymstandard enthielt eine LDH-Aktivität von 500 Einheiten/ml. Jeder Vertiefung der Platte wurde anschließend 125 µl 0,1 M LDH-Puffer zugefügt. Dieser Puffer wurde als 10 x Stammlösung (1 M) zubereitet. Dazu wurden 45,3 g KH_2PO_4 (Molekulargewicht MW 136,1) und 116,1 g K_2HPO_4 (MW 174,2) in circa 800 ml H_2Obidest gelöst, der pH-Wert auf 7,4 eingestellt, auf 1000 ml aufgefüllt und mit H_2O 1 : 10 verdünnt. Jeder Vertiefung wurde im darauffolgenden Schritt 100 µl β-NADH-Lösung (β-Nikotinsäureamiddinukleotid+ Hydridion-Lösung) zugefügt, die jeden Tag frisch hergestellt wurde (3 mg β-NADH, reduzierte Form mit einem MW 709,4 auf 10 ml 0,1 M LDH-Puffer). Die Mikrotiterplatte wurde im nächsten Schritt in das Plattenlesegerät gestellt. Den Vertiefungen wurde nun 25 µl Pyruvatlösung zugefügt (1,25 g Na-Pyruvat mit einem MW 110 auf 500 ml 0,1 M LDH-Puffer) und diese anschließend bei 340 nm Wellenlänge zehnmal alle 20 Sekunden gemessen. Die Extinktionsabnahme bei 340 nm zeigt die Abnahme vom Substrat β-NADH in dieser Zeit als annähernd lineare Funktion. Die negative Steigung dieser Funktion konnte nun auf die

Extinktionsabnahme der Standardlösung mit 500 Einheiten Aktivität (Sigma enzyme control 2-E) bezogen werden, sodass sich die LDH-Aktivität in Einheiten pro ml Medium der Proben errechnen ließ. Die Daten sind als Prozent der Kontrollen ± Standardabweichung angegeben.

3.4.2 Zellüberleben: die Thiazolylblau-(MTT)-Messung

Dieser Assay zur Bestimmung der Viabilität von Zellen basiert auf der Reduktion des gelben Tetrazoliumsalzes MTT (Thiazolylblau) in lilafarbene Formazankristalle durch mitochondriale Dehydrogenasen in metabolisch aktiven Zellen (Mosmann et al., 1983, Denizot 1986).

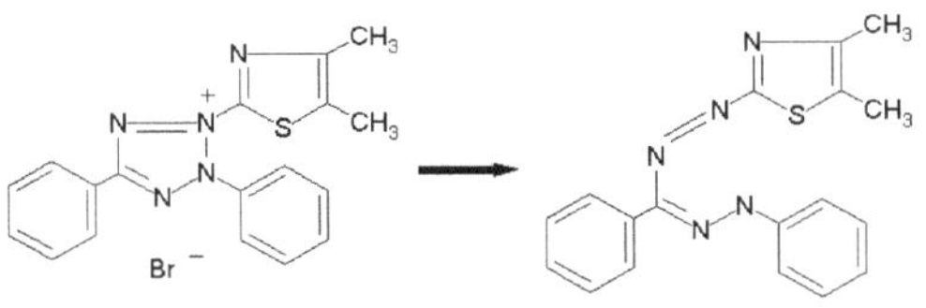

Abb. 6: Reduktion von MTT zu Formazan

Den Zellen wurde 500 µg MTT pro ml Medium zugegeben. Diese Umwandlung wurde nach einer Inkubationszeit von 35 Minuten bei 36,5 °C durch Zugabe von 10 %-igem Natrium-Dodecyl-Sulfat (SDS) in 0,01 M HCl gestoppt und die Kulturen anschließend 24 h bei 36,5 °C aufbewahrt. Die Absorption der enstandenen Formazankristalle erfolgte spektrophotometrisch in einem Plattenlesegerät bei 550 nm (Farinelli and Greene 1996). Die Daten sind als Prozent der Kontrollen ± Standardabweichung angegeben, welche bei gleicher Vorbehandlung jedoch keine exzitotoxische Stimulation erfuhren.

3.5 Kalziummessung

Die semiquantitative Bestimmung der intrazelluären Kalziumkonzentration wurde nach Grynkiewicz et al. 1985 und Minta et al. 1989 durchgeführt.
Zur fluorometrischen Messung freier Kalziumionen wurden die Neuronen mit einer Indikatorsubstanz, Fluo-4 AM (Molecular Probes, F-14201), beladen. Dabei liegen die kalziumsensitiven Carboxylatgruppen des Indikators zunächst als Acetoxymethylesterform (AM-Form) vor. Dies ermöglicht der Substanz aufgrund des ungeladenen, hydrophoben Zustandes, die Zellmembran zu permeieren. Intrazellulär werden dann durch ubiquitäre intrazelluläre Esterasen die Indikatorregionen des Fluo-4 freigelegt, sodass zum einen durch den nun geladenen, hydrophilen Zustand ein Wiederaustritt aus der Zelle weitgehend verhindert wird, zum zweiten zytoplasmatische Kalziumionen an die Substanz binden können und, durch das nun veränderte Absorptionsmuster, eine Detektion ermöglichen.
Die Messungen erfolgten am zehnten Tag in vitro. Dabei wurde von den in Zellkulturplatten mit 96 Vertiefungen befindlichen Kulturen das Medium entfernt und durch 200 µl frisches Kulturmedium mit 5 µM Fluo-4 (1 mM Fluo-4 in DMSO gelöst 1:200 in Kulturmedium verdünnt) ersetzt. Nach 45 minütiger Inkubation bei Raumtemperatur wurden die Kulturen einmal mit PBS mit Kalzium und Magnesium gespült. Das abgenommene Medium, welches mit der gleichen Menge frischen Kulturmediums versetzt und bei 36,5 °C aufbewahrt wurde, wurde nun den Kulturen zurückgegeben. Die Kulturen wurden anschließend für eine Stunde im Brutschrank belassen. Die Messung begann sofort nach Zugabe des exzitotoxischen Stimulans bei 485 nm. Die Daten sind als Prozent der Kontrollen ± Standardabweichung oder als Absolutwerte in RFU (relative fluorescence unit) angegeben.

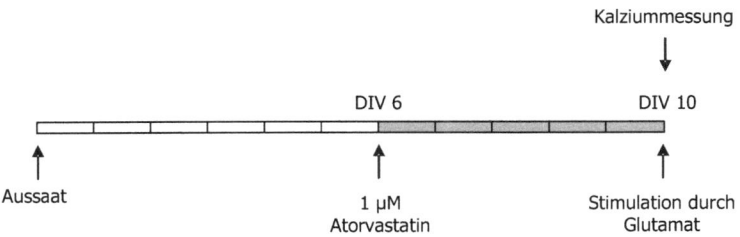

Abb. 7: Beispiel der Vorbehandlung durch Atorvastatin. Nach Aussaat der primären kortikalen neuronalen Zellkulturen der Ratte wurde diese am 6. DIV mit 1 µM Atorvastatin vorbehandelt. Die exzitotoxische Stimulation mit 50 µM Glutamat für 0,5 h erfolgte am 10. DIV. Mit Beginn der Stimulation erfolgte die Messung der intrazellulären Kalziumkonzentration.

3.5.1 Antagonisierung spannungsabhängiger Kalziumkanäle

Um bei den Messungen der intrazellulären Kalziumkonzentration eine Koaktivierung anderer Kanäle als der gewünschten durch eine stattfindende Depolarisation an der Zellmembran zu vermeiden, wurden diese spannungsgesteuerten Kanäle mit Antagonisten blockiert. Hierzu wurde ω-Conotoxin GVIA, vorliegend in einer 0,1 mM Stocklösung, mit destilliertem Wasser auf eine Konzentration von 1 µM, ω-Agatoxin IVA, vorliegend in einer 0,1 mM Stocklösung, mit destilliertem Wasser auf eine Konzentration von 2 µM und Nifedipin, vorliegend in einer 1 mM Stocklösung, mit 10 % DMSO auf eine Konzentration von 10 µM gebracht. Schließlich wurden vor der Kalziummessung 20 µl jeder Substanz auf 140 µl Medium gegeben, sodass die Endkonzentration für ω-Conotoxin bei 0,1 µM, für ω-Agatoxin bei 0,2 µM und für Nifedipin bei 1 µM lag. Die Stocklösungen wurden freundlicherweise von Prof. Dr. med. Klaus B. Fink bereitgestellt.

3.6 Zellkernfärbung

Die Zellkernfärbung nach Hoechst stellt ein Visualisierungsverfahren dar, das es ermöglicht, Zellkernschaden unter Fluoreszenzmikroskopie sichtbar und evaluierbar zu machen. Dabei interferiert das bis-Benzimid mit der intranukleär gelegenen DNA und macht diese nach entsprechender Exzitation mit Licht der Wellenlänge 350 nm bei 461 nm sichtbar. Zur Färbung wurde die Substanz Hoechst 33258 verwendet. Die primären kortikalen Neuronenkulturen wurden am 6. DIV mit 1 µM Atorvastatin bzw. entsprechendem Vehikel vorbehandelt. Nachdem am 10. DIV der entsprechende Schaden – Glutamat, Camptothecin oder OGD – erfolgte, wurden die Kulturen nach folgendem Protokoll gefärbt: zuerst wurden die Zellkulturen für 10 min in einer frisch hergestellten 4 % Paraformaldehydlösung in PBS fixiert und die Membranen wurden durch 10 minütige Inkubation mit 0,1 % Triton X-100 in PBS aufgeschlossen. Schließlich wurde Hoechst 33258 in einer Endkonzentration von 2 µg/ml in destilliertem Wasser für 5 min hinzugegeben. Die Kulturen wurden anschließend mit destilliertem Wasser gewaschen und mit *ImmunoFluor mounting Medium* für die Mikroskopie vorbereitet. Die Bilder wurden mit einer Digitalkamera über ein Fluoreszenzmikroskop (Leica) in 40 facher Vergrößerung aufgenommen.

3.7 Zellgewinnung, Zelllyse und Immunopräzipitation

Die Kulturen wurden für 30 min unter Schütteln bei 4 °C mit 0,5 ml Lysepuffer pro Vertiefung inkubiert (150 mM NaCl, 10 mM Tris-HCl, 1 mM EDTA, 1mM EGTA, 1 % Triton X-100, Complete mini Protease Inhibitor von Roche, 1 mM Phenylmethylsulfonylfluorid und 50 mM Natriumorthovanadat, bei einem pH von 7,4). wurden die Zellen aus den Vertiefungen mit dem weiten Ende einer großen Eppendorfpipettenspitze abgeschabt und in 1,5 ml Eppendorfgefäße eingeführt. Schließlich erfolgte eine Auflösung per Ultraschall und die Lagerung bei -80 °C. Nach dem Auftauen erfolgte bei 4 °C die 30 min Zentrifugierung mit 100.000fachem *g*, und die Pellets wurden dann unter nicht denaturierenden Konditionen aufgelöst (Sans et al. 2000). Der Überstand wurde mit einem PSD-95-Antikörper über Nacht inkubiert. Die Immunopräzipitate wurden kurz mit 2000fach *g* zentrifugiert, dreimal mit Tris-Puffer gewaschen (50 mM Tris–HCl, 0.1 % Triton X-100; 1 % Natriumdeoxycholat bei einem pH von 7,4) und mittels SDS-PAGE aufgetrennt.

3.8 Proteinanalyse

25 µg Gesamtprotein von jeder Probe wurden in jede Vertiefung eines 5 % SDS-Polyacrylamid-Minigel überführt und über 40 min gelelektrophoretisch aufgetrennt. Danach wurden die Proteinbanden halbtrocken auf PVDF-(Polyvinyldifluorid)-Membranen überführt. Der Blot wurde über Nacht mit 5 % fettfreier Trockenmilch in TBS-T zur Blockade unspezifischer Antikörperbindungen inkubiert (50 mM Tris, pH 7.5dann muss statt Komma immer und überall ein Punkt stehen, was ich empfehlen würde, 150 mM NaCl, 0.05 % Tween 20) und mit dem polyklonalen Antikörperanti-NR2B aus dem Kaninchen bei einer Verdünnung von 1:2500 in 1% fettfreier Trockenmilch in TBS-T-Puffer beladen. Die Sekundärantikörperinkubation des Immunoblots erfolgte gegen Kaninchen-Antikörper gekoppelt mit Meerrettich-Peroxidase. Zur Signalbestimmung benutzten wir Lumi-Light plus Western Blot Substrat (Roche) und einen Roche Lumi Imager.

3.9 Elektrophysiologische Untersuchungen

3.9.1 Methode der *whole cell currents*

1976 veröffentlichten Neher und Sakmann die *patch-clamp* Methode, die es ermöglicht, Membranströme sowohl einer gesamten Zelle als auch isolierter Kanäle zu messen und erhielten dafür 1991 den Nobelpreis (Überblick Hamill et al., 1981). In diesem Versuchsaufbau wurde eine Ganzzellableitung (whole cell configuration) durchgeführt. Dabei wird eine im Durchmesser 1-2 µm messende Glaselektrode auf die Oberfläche der zu untersuchenden Zelle geführt und über einen Unterdruck das unter der Pipette liegende Membranstück der Zelle rupturiert. Dadurch erhält man einen leitenden Zugang zum Zytoplasma, welches sich durch Diffusion rasch mit der Pipettenlösung austauscht, wodurch das intrazelluläre Milieu über die Pipette vorgegeben werden kann und somit die Summenströme der gesamten Zelle untersucht werden können.

3.9.2 Durchführung der *whole cell currents*

Die *patch-clamp* Versuche wurden in Kooperation mit dem Neurowissenschaftlichen Forchungszentrum der Charité Berlin durchgeführt. Die Messapparatur bestand aus einem aufrechten Mikroskop (Zeiss, Oberkochen), einer Videoanlage und einem über einen Mikromanipulator (SPI, Oppenheim, D) fernsteuerbaren Messpipettenhalter mit einem *patch-clamp* Verstärker (EPC 9) (Heka Elektronic, Lambrecht). Für die elektrophysiologischen Ableitungen wurden die auf Deckgläsern kultivierten Zellen in eine auf den Mikroskopkreuztisch montierte Plexiglaskammer transferiert, welche kontinuierlich mit einer Badlösung perfundiert wurde. Als Elektroden kamen Ag/AgCl-Elektroden zum Einsatz, die Referenzelektrode leitete in der mit Badlösung perfundierten Messkammer ab, die Messelektrode in der mit Pipettenlösung gefüllten Messpipette. Die Aufnahmepipetten wurden aus Borosilikatglas (Hilgenberg, Malsfeld, D) mit einem horizontalen Elektrodenziehgerät (Modell P-2000 und P87, Sutter Instruments, Novato, USA) gezogen. Wir verwendeten Pipetten mit Widerständen von 4-8 MW, wobei der Außendurchmesser 1,5 mm, der Innendurchmesser 0,9 mm maß. Die Membranströme wurden von auf 15 mm durchmessenden Glasplättchen kultivierten primären kortikalen Neuronen ermittelt. Die Kulturen wurden am 6. DIV mit 1 µM Atorvastatin bzw entsprechendem Vehikel vorbehandelt. Die Messung erfolgte am 10. DIV bei Raumtemperatur in der oben beschriebenen Konfiguration der Gesamtzellmessung. Die Signale wurden nach herkömmlicher Verstärkung (EPC-9 Amplifier) mit einem Tiefpassfilter bei 3 kHz gefiltert und bei 5 kHz aufgenommen und über einen Computer digitalisiert. Da die Kapazität der Zellmembran Spannungsänderungen durch Umladeströme entgegenwirkt und damit eine zeitliche Verzögerung bewirkt, wurde eine automatische Kapazitätskompensation durchgeführt. Die Aufnahme und Auswertung der Daten sowie die Ansteuerung des Verstärkers und des Mikromanipulators erfolgte mit dem Programm Wintida (Heka Elektronic, Lambrecht, D). Die Serienwiderstände betrugen 16-33 MW, die Serienkompensation wurde bei 80 % festgesetzt. Die Pipettenlösung setzte sich wie folgt zusammen: 130 mM KCl, 2 mM $MgCl_2$, 0.5 mM $CaCl_2$, 5 mM EGTA (Ethylenglykol-bis(aminoethylether)-N,N'-tetraessigsäure) und 10 mM HEPES . Der pH wurde mit KOH auf 7,4 angehoben. Das Membranpotential wurde bei 60 mV gehalten. NMDA als Stimulans wurde über das Perfusionsbad appliziert. Die Flussrate betrug 20 ml/min, wobei ein kompletter Austausch der Lösung bei einem Volumen von 200 µl in 0,6 sec erreicht wurde. Um das Ruhepotential abschätzen zu können wurde das Membranpotential in dem Augenblick festgehalten, in dem die Ganzzellkonfiguration hergestellt wurde, also im

Moment der Ruptur des unter der Pipette liegenden Membranabschnittes. Die Werte wurden als Mittelwert + Standardabweichung (M+SD) angegeben.

3.10 mRNA-Isolierung und real time-PCR

Die gesamte RNA wurde aus den Neuronen durch TRIZOL isoliert. (Gibco BRL). Starterstrang-DNA wurde von der Gesamt-RNA mit dem Omniscript Reverse Transcripase kit synthetisiert (Qiagen; Hilden D) und mittels Polymerase-Kettenreaktion (PCR) amplifiziert. Die Startersequenzen, PCR Durchläufe und Ampliconlänge waren wie folgt:
NR2A: 5'-TTATTGGGAGATGTCCCTCG-3'   und   5'-CACGTCTATTGCTGCAGGAA-3'. 30 Sekunden bei 94 °C, 30 Sekunden bei 57 °C und 60 Sekunden bei 72 °C, 42 Zyklen und 225 Basenpaare. NR2B: 5'-ATCAGTGCTTGCTTCACGG-3' und 5'-GGGTTGGACTGGTTCCCTAT-3'. 30 Sekunden bei 94 °C, 30 Sekunden bei 57 °C und 60 Sekunden bei 72 °C. 35 Zyklen und 182 Basenpaare. NR2C: 5'-CAGCCCAGACAGCATGTCT-3' und 5'-ACCCCACTGTCCCTGTAGC-3'. 30 Sekunden bei 94 °C, 30 Sekunden bei 57 °C und 60 Sekunden bei 72°C, 41 Zyklen und 179 Basenpaare. NR2D: 5'-CGATGGCGTCTGGAATGG-3' und 5'-CTGGCAAGAAAGATGACCGC-3'. 30 Sekunden bei 94°C, 30 Sekunden bei 57°C, and 60 Sekunden bei 72°C; 42 Zyklen und 485 Basenpaare (Freeman et al. 1998). Die gleiche zyklische DNA wurde für die ß-Aktin Amplifizierung verwendet: 5'-ATGGATGACGATATCGCT-3' und 5'-ATGAGGTAGTCTGTCAGG T-3'. 45 Sekunden bei 94 °C, 30 Sekunden bei 56 °C und 60 Sekunden bei 72°C, 23 Zyklen und 570 Basenpaare (Zhang et al. 2002) um zu bestätigen, dass die gleiche Menge an RNA (Ribonukleinsäure) revers transskribiert wurde.
Grin2b: 5'-ATC AGT GCT TGC TTC ACG G-3' und 5'-GGG TTG GAC TGG TTC CCT AT-3'. 30 Sekunden bei 94 °C, 30 Sekunden bei 57 °C und 60

Sekunden bei 72 °C, 35 Zyklen; und 182 Basenpaare; Grin2c: 5'-CAG CCC AGA CAG CAT GTC T-3' und 5'-ACC CCA CTG TCC CTG TAG C-3'. 30 Sekunden bei 94 °C, 30 Sekunden bei 57 °C und 60 Sekunden bei 72 °C; 41 Zyklen und 179 Basenpaare (Freeman et al. 1998). Die gleiche zyklische DNA wurde für die GAPDH Amplifizierung verwendet: 5'-AAC TTT GGC BEIT GTG GAA GG-3' und 5'-GGA GAC AAC CTG GTC CTC AG-3'. 45 Sekunden bei 94 °C, 30 Sekunden bei 56 °C, and 60 Sekunden bei 72 °C; 24 Zyklen und 351 Basenpaare (Chen et al. 2000) um zu bestätigen, dass die gleiche Menge an RNA (Ribonukleinsäure) revers transskribiert wurde. Für die semiquantitative Analyse wurden PCR-Zyklen in der exponentiellen Phase der DNA-Amplifizierung gewählt. Gleiche Mengen von real time PCR-Produkten wurden anschließend auf 2 % Agarosegel aufgetrennt. Für die semiquantitative Analyse wurde die optischen Dichte der Ethidiumbromid gefärbten DNA-Banden gemessen.

3.11. Statistik

Alle Daten werden als Mittelwerte + Standardabweichung (M+SD) gezeigt. Es wurden immer 2 – 3 Experimente zusammengefasst, wenn nicht anders in den Legenden verzeichnet. Dabei wurden die Werte in Prozent der Kontrollen angegeben oder in Einzelfällen in ihren Absolutwerten. Zur statistischen Auswertung der Daten wurde ein one-way ANOVA (one-way analysis of variance) mit dem Tukey-Test als posthoc-Test durchgeführt. In Einzelfällen erfolgte der Dunn's Test. Für die elektrophysiologischen Experimente erfolgte der Wilcoxon Rank Test. Als statistisch signifikant wurden Werte mit $p < 0,05$ akzeptiert. Die einzelnen Werte für p sind in den Legenden angegeben.

3.12 Materialien

Produkt	Herkunft
Agarose	Sigma, Deisenhofen, D
AMPA	Sigma, Deisenhofen, D
Atorvastatin	Gödecke AG, Freiburg, D
β-NADH	Sigma, Deisenhofen, D
B27 Supplement	GIBCO/BRL, Eggenstein, D
Camptothecin	Sigma, Deisenhofen, D
Clorophorm	Sigma, Deisenhofen, D
Cytosin-Arabinosid	Sigma, Deisenhofen, D
Chemilumineszenz Substrat Lumi-Light und western blot	Roche, Mannheim, D
D-Glukose	Sigma, Deisenhofen, D
Dikaliumhydrogenphosphat (K_2HPO_4)	Sigma, Deisenhofen, D
Dinatrium-EDTA	Carl Roth, Karlsruhe, D
DL-Mevalonsäurelacton	Sigma, Deisenhofen, D
DMSO	Sigma, Deisenhofen, D
Ethidiumbromid	Sigma, Deisenhofen, D
Farnesylpyrophosphat	Sigma, Deisenhofen, D
Fluo-4-AM F-14201	Molecular Probes, Eugene, USA
Fötales Kälberserum (FKS)	Biochrom, Berlin, D
Geranylgeranylpyrophosphat	Sigma, Deisenhofen, D
Glutamat	Sigma, Deisenhofen, D
Glycerin	Sigma, Deisenhofen, D
HEPES-Puffer	Biochrom, Berlin, D
Hoechst Färbung 33258	Sigma, Deisenhofen, D
ImmunoFluor Mounting Medium	ICN, Eschwege, D

Insulin	Berlin-Chemie, Berlin, D
Kainat	Tocris Cookson, Ellisville, USA
Kaliumdihydrogenphosphat	Sigma, Deisenhofen, D
Kollagen-G	Biochrom, Berlin, D
L-Glutamin	Biochrom, Berlin, D
Meerrettichperoxidase-gekoppelter anti-Kaninchen-IgG Antikörper	Biorad, Hercules, CA, USA
Minimal Essential Medium-Eagle	Biochrom, Berlin, D
Modifiziertes Eagle's Medium	Biochrom, Berlin, D
MTT	Molecular Probes, Eugene, USA
Natriumdodecylsulfat (SDS)	Sigma, Deisenhofen, D
Neurobasales Medium (NBM)	GIBCO/BRL, Eggenstein, D
Normales Ziegenserum	Sigma, Deisenhofen, D
Nifedipin	Sigma, Deisenhofen, D
NMDA	Sigma, Deisenhofen, D
Omniscript reverse Transkriptase Kit	Qiagen, Hilden, D
Paraformaldehyd	Sigma, Deisenhofen, D
Paraformaldehyd 4%	Sigma, Deisenhofen, D
Penicillin/Streptomycin	Biochrom, Berlin, D
Phenylmethylsulfonylfluorid (PMSF)	Sigma, Deisenhofen, D
PBS	Biochrom, Berlin, D
Polyklonaler Kaninchen-Antikörper NMDAR2B	Chemicon, Temecula, CA, USA
Poly-L-Lysin	Biochrom, Berlin, D
PSD-95 Antikörper 05-427	Biomol, Hamburg, D
PVDF Membran	Immobilon P Millipore, Bedford, USA
Pyruvat	Sigma, Deisenhofen, D
Enzym Standard Enzyme Control E2	Sigma, Deisenhofen, D

Tris (Tris-Hydroxymethylaminomethan)	Carl Roth, Karlsruhe, D
Triton X-100	Sigma, Deisenhofen, D
TRIZOL	GIBCO/BRL, Eggenstein, D
Trypanblau	Biochrom, Berlin, D
Trypsin/EDTA	Biochrom, Berlin, D
Wistarratten	Bundesinstitut für gesundheitlichen Verbraucherschutz und Veterinärmedizin, Berlin, D
ω-Conotoxin GVIA H-6615	Bachem, Weil am Rhein, D
ω-Agatoxin VIA	Peptide Inst, Osaka, Japan
Anaerobierkammer Concept 400	Ruskinn Ltd., GB
Borosilikatglaspipetten	Hilgenberg, Malsfeld, D
Elektrodenziehgerät Modell P-2000 und P87	Sutter Instruments, Novato, USA
Fluoreszenzmikroskop	Leica, Heerbrueg, Schweiz
Inkubator 20°C bis 95°C	Bio-Rad Laboratories, München, D
Kühlzentrifuge 30 RF mit swing-out	Rotor Hettich Zentrifuge, Tuttlingen, D
Lichtmikroskop Leica Zoom 2000, patch-clamp Mikroskop	Leitz, Wetzlar, D Zeiss, Oberkochen, D
patch-clamp Verstärker EPC 9	Heka Elektronic, Lambrecht,
Sterilbank	Nuaire, Plymouth, MM, USA
Thermomixer 5436	Eppendorf, Hamburg, D
Thermostat F10-C	Biometra, Göttingen, D
Tischzentrifuge	Eppendorf, Hamburg, D
Zellkulturplatten 6/24/96 Vertiefungen	Falcon, Heidelberg, D

4 Ergebnisse

4.1 Atorvastatin schützt zeit- und dosisabhängig vor Exzitotoxizität

4.1.1 Dosisabhängigkeit der Neuroprotektion

Die Vorbehandlung mit Atorvastatin vermittelte dosisabhängig eine Neuroprotektion. Dabei wurde der höchste neuroprotektive Effekt bei einer Endkonzentration von 1 µMol Atorvastatin erreicht (Abb. 8). Atorvastatin in Konzentrationen von 10 µM und höher zeigten einen zytotoxischen Effekt (eigene Beobachtungen und Schulz et al 2004).

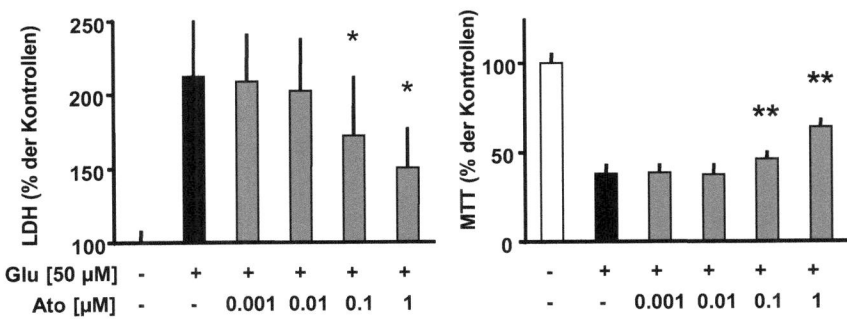

Abb. 8: Dosisbeziehung der Protektion durch Atorvastatin vor neuronaler Schädigung durch Glutamat. Am 6. DIV wurden die primären kortikalen neuronalen Zellkulturen mit unterschiedlichen Konzentrationen Atorvastatin vorbehandelt und am 10. DIV mit 50 µM Glutamat für 0,5 Stunden versehen. (A) Die Menge an in das Medium freigesetztem LDH wurde nach 24 h ermittelt. Die Daten wurden als Prozent der Kontrollen angegeben, um eine bessere Gegenüberstellung zu den MTT-Daten zu ermöglichen. Die Absolutwerte der Kontrollen betrugen 84 ± 26 Units/ml Medium. n=24. (B) Die Menge an umgesetztem MTT wurde in Prozent der Kontrollen angegeben. Die Absolutwerte der Kontrollen betrugen 853 ± 53 OD. n=8. M+SD, *p<0,05; **p<0,005

4.1.2 Dosisabhängigkeit der Reduktion des Kalziumanstiegs

Analog zu den Messungen des Zellüberlebens mittels LDH und MTT wurde zunächst eine Dosis-Wirkungs-Beziehung ermittelt. Dabei zeigte sich, dass der geringste Anstieg der intrazellulären Kalziumkonzentration nach Glutamatstimulation nach einer Vorbehandlung mit 1 µM Atorvastatin zu beobachten war (Abb. 9).

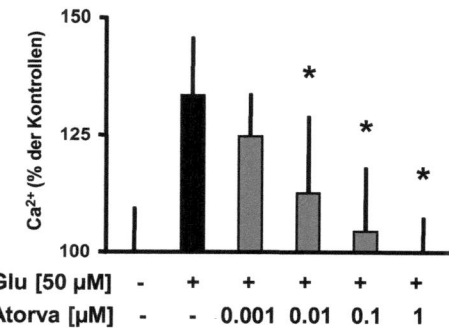

Abb. 9: Dosisbeziehung der Reduktion intrazellulärer Kalziumionen nach Stimulation durch Glutamat durch Atorvastatin. Primäre kortikale neuronale Zellkulturen der Ratte wurden am 6. DIV mit unterschiedlichen Konzentrationen Atorvastatin (Atorva – graue Balken) oder Vehikel (schwarzer Balken) vorbehandelt. Am 10. DIV wurden die Zellkulturen mit Fluo-4 AM beladen und schließlich mit 50 µM Glutamat (Glu) stimuliert. Die semiquantitative Messung der intrazellulären Kalziumionen erfolgte 20 Minuten nach Stimulation. Die Daten wurden aus drei unabhängigen Experimenten gemittelt und als Prozent der Kontrollen angegeben. Die Absolutwerte der Kontrollen betrugen 352 ± 33 RFU. n=18. M+SD *$p<0,05$

4.1.3 Zeitabhängigkeit der Neuroprotektion

Es zeigte sich eine zeitabhängige Neuroprotektion in Abhängigkeit von der Dauer der Vorbehandlung durch Atorvastatin. Dabei war die beste Neuroprotektion bei 96 Stunden Vorbehandlung zu beobachten (Abb. 10).

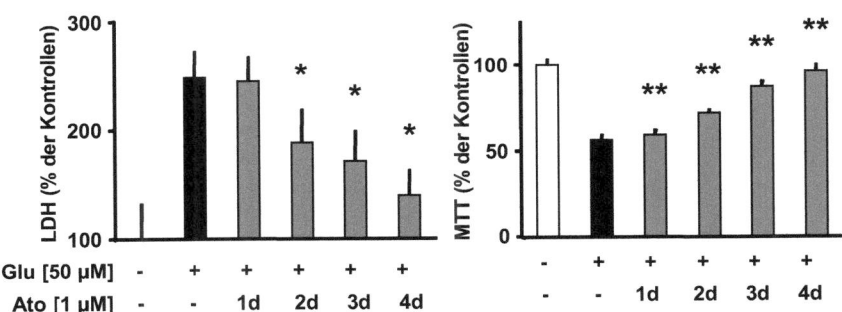

Abb. 10: Zeitbeziehung der Protektion durch Atorvastatin vor neuronaler Schädigung durch Glutamat. Primäre neuronale kortikale Zellkulturen der Ratte wurden, beginnend am 6.DIV, für unterschiedliche Dauer mit 1 µM Atorvastatin vorbehandelt und am 10. DIV mit 50 µM Glutamat für 0,5 Stunden versehen. (A) Die Menge an in das Medium freigesetztem LDH wurde nach 24 h ermittelt. Die Daten wurden als Prozent der Kontrollen angegeben, um eine bessere Gegenüberstellung zu den MTT-Daten zu ermöglichen. Die Absolutwerte der Kontrollen betrugen 62 ± 20 Units/ml Medium. n=24. (B) Die Menge an umgesetzten MTT wurde in Prozent der Kontrollen angegeben. Die Absolutwerte der Kontrollen betrugen 697 ± 23 OD. Die Daten wurden aus drei unabhängigen Experimenten erhoben. n=8. M+SD *p<0,05; **p<0,005

4.1.4 Zeitabhängigkeit der Reduktion des Kalziumanstiegs

Ebenfalls konnte im Zeitverlauf eine signifikante Reduktion des Anstiegs der intrazellulären Kalziumkonzentration nach Glutamatstimulation nach viertägiger Vorbehandlung mit 1 µM Atorvastatin beobachtet werden (Abb. 11).

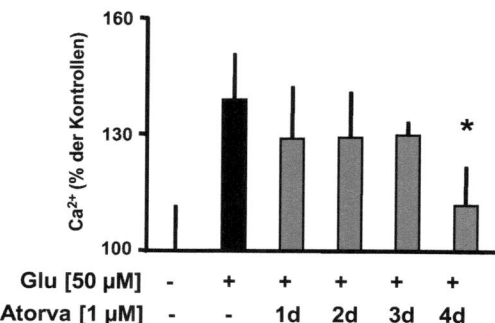

Abb. 11: Zeitbeziehung der Reduktion der Konzentration intrazellulärer Kalziumionen nach Stimulation durch Glutamat durch Atorvastatin. Primäre kortikale neuronale Zellkulturen der Ratte wurden, beginnend am 6. DIV mit jeweils 1 µM Atorvastatin (Atorva – grau Balken) oder Vehikel (schwarzer Balken) vorbehandelt. Am 10. DIV wurden die Zellkulturen mit Fluo-4 AM beladen und schließlich mit 50 µM Glutamat (Glu) stimuliert. Die semiquantitative Messung der intrazellulären Kalziumionen erfolgte 20 Minuten nach Stimulation. Die Daten wurden aus zwei unabhängigen Experimenten gemittelt und als Prozent der Kontrollen angegeben. Die Absolutwerte der Kontrollen betrugen 243 ± 28 RFU. n=12. M+SD *$p<0,05$

Im exemplarischen Zeitverlauf eines Experimentes lässt sich erkennen, dass die Reduktion des Anstieges an intrazellulären freien Kalziumionen sofort nach Stimulation zu beobachten ist und sich dann konstant über den beobachteten Zeitraum von 20 Minuten hält (Abb. 12).

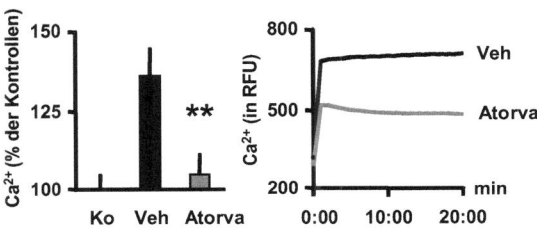

Abb. 12: Paradigma der Reduktion der Konzentration intrazellulärer Kalziumionen nach Stimulation durch Glutamat durch Atorvastatin. Primäre kortikale neuronale Zellkulturen der Ratte wurden am 6. DIV mit 1 µM Atorvastatin (Atorva – grauer Balken / Linie) oder korrespondierendes Vehikel (Veh - schwarzer Balken / Linie) vorbehandelt. Am 10. DIV wurden die Zellkulturen mit Fluo-4 AM beladen und schließlich mit 50 µM Glutamat stimuliert. Die semiquantitative Messung der intrazellulären Kalziumionen erfolgte einmalig nach 20 Minuten. Die Daten wurden aus vier unabhängigen Experimenten gemittelt und als Prozent der Kontrollen (Ko) angegeben. Die Absolutwerte der Kontrollen betrugen 290 ± 46 RFU. n=24. MW±SD **$p<0,005$. (B) stellt die graphische Auftragung der Daten über einen Zeitraum von 20 Minuten aus einem exemplarischen Experiment dar. n=6

4.2 Umgehung der HMG-CoA-Reduktase-Hemmung

4.2.1 Mevalonat verhindert nicht die Neuroprotektion

Eine Koapplikation von 0,1 µM und 1µM Mevalonat mit 1 µM Atorvastatin für 96 h konnte die zuvor beobachtete Neuroprotektion nicht umkehren. Um zu untersuchen, ob das applizierte Mevalonat in der Lage ist, die Zellmembran zu permeieren und damit wirksame intrazelluläre Konzentrationen erreichen zu können, wurde im gleichen Versuchsaufbau zu der neurotoxischen Konzentration von 20 µM Atorvastatin ebenfalls die Konzentration von 0,1 µM und 1 µM Mevalonat appliziert. Hier zeigte sich eine Umkehr des toxischen Effektes, sodass davon auszugehen ist, dass Mevalonat das Zytosol erreicht (Abb. 13).

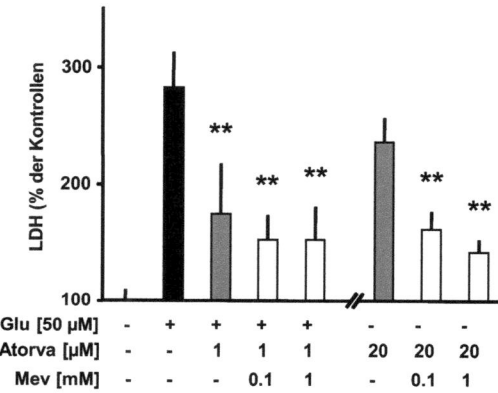

Abb. 13: Die neuroprotektiven Effekte von Atorvastatin sind unabhängig von der Hemmung der HMG-CoA-Reduktase. Primäre neuronale kortikale Zellkulturen der Ratte wurden am 6. DIV mit 1 µM Atorvastatin (Atorva) oder korrespondierendem Vehikel und Mevalonat (Mev) oder korrespondierendem Vehikel in Konzentrationen von 0,1 µM und 1 µM versehen. Am 10. DIV wurden die Zellkulturen mit 50 µM Glutamat (Glu) für 0,5 h versehen. Die Messung der in das Medium freigesetzten LDH-Menge erfolgte nach 24 h. Auf der rechten Seite des Graphen wurde im jeweils gleichen Experiment den Zellkulturen am 6. DIV 20 µM Atorvastatin oder Vehikel und Mevalonat (Mev) oder Vehikel in Konzentrationen von 0,1 µM und 1 µM zugegeben. Hier erfolgte am 10. DIV keine Applikation von Glutamat, jedoch wurden die Zellkulturen dem gleichen Procedere unterzogen. Nach 24 h erfolgte die Messung der in das Medium freigesetzten LDH-Menge. Die Daten sind als Prozent der Kontrollen angegeben. Der Absolutwert der Kontrolle beträgt 64 ± 11 Units/ml Medium. Die Daten wurden aus drei unabhängigen Experimenten erhoben, n=20. M+SD **p<0,005

4.2.2 Mevalonat vermindert nicht die Reduktion des Kalziumanstiegs

Um auch hier herauszufinden, ob die Reduktion der intrazellulären Kalziumkonzentration nach Stimulation durch Glutamat auf der kompetitiven Hemmung der β-HMG-CoA-Reduktase beruht, wurde zum gleichen Zeitpunkt der Atorvastatinapplikation den neuronalen Zellkulturen Mevalonat in unterschiedlichen Konzentrationen zugeführt. Hier ließ sich der Effekt des Atorvastatins ebenfalls nicht durch Mevalonat umkehren (Abb. 14).

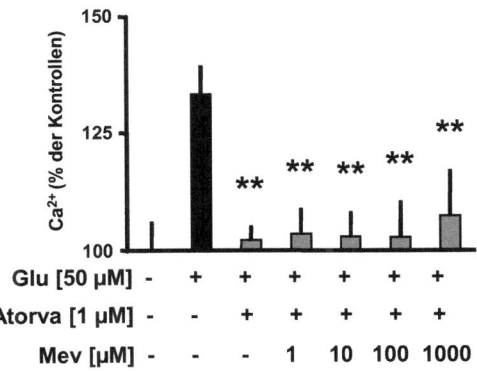

Abb. 14: Die Atorvastatin-induzierte Reduktion der Konzentration intrazellulärer freier Kalziumionen nach Stimulation durch Glutamat ist unabhängig von der Hemmung der HMG-CoA-Reduktase. Primäre kortikale neuronale Zellkulturen der Ratte wurden am 6. DIV mit 1 µM Atorvastatin (Atorva – graue Balken) oder korrespondierendem Vehikel (schwarzer Balken) und Mevalonat (Mev) in verschiedenen Konzentrationen versehen. Am 10. DIV wurden die Zellkulturen mit Fluo-4 AM beladen und schließlich mit 50 µM Glutamat (Glu) stimuliert. Die semiquantitative Messung der intrazellulären Kalziumionen erfolgte einmalig nach 20 Minuten. Die Daten sind als Prozent der Kontrollen angegeben. Der Absolutwert der Kontrolle beträgt 300 ± 44 RFU. Die Daten wurden aus zwei unabhängigen Experimenten gepoolt, n=12. M+SD **$p<0{,}005$

4.2.3 Isoprenoide verhindern nicht die Neuroprotektion

Um zu untersuchen, ob eventuell Isoprenoide, die aus Mevalonat in der Cholesterin-Biosynthese gebildet werden, die Atorvastatin-vermittelte Neuroprotektion vor exzitotoxischem Stimulus umkehren können, wurde am 6. DIV zeitgleich zu 1 µM Atorvastatin Geranylgeranylpyrophosphat (GGPP) in unterschiedlichen Konzentrationen appliziert. Auch hier zeigt sich zwar die signifikante Neuroprotektion durch Atorvastatin-Vorbehandlung, jedoch ist GGPP nicht in der Lage, diese aufzuheben (Abb. 15).

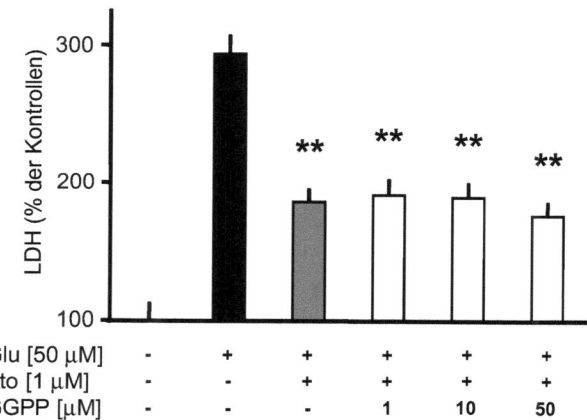

Abb. 15: Koapplikation von Geranylgeranylpyrophosphat (GGPP) zu 1 µM Atorvastatin (Ato) kann die Atorvastatin-vermittelte Neuroprotektion nicht aufheben. Zeitgleich zur Atorvastatin-Vorbehandlung wurde am 6. DIV GGPP oder entsprechendes Vehikel in unterschiedlichen Dosen appliziert. Die Daten wurden aus zwei unabhängigen Experimenten gepoolt und als Prozent der Kontrolle angegeben. Der Absolutwert der Kontrolle beträgt 39,31 ± 13,58 Units/ml Medium. n=32, M+SD **$p<0,001$

Auch Farnesylpyrophosphat, ebenfalls ein Isoprenoid der Cholesterin-Biosynthese, kehrt nach Koapplikation mit 1 µM Atorvastatin in unterschiedlichen Konzentrationen die Atorvastatin-vermittelte Neuroprotektion nicht um (Abb. 16).

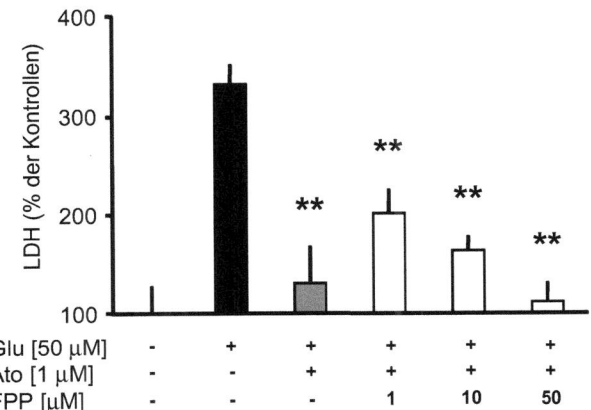

Abb. 16: Koapplikation von Farnesylpyrophosphat (FPP) in unterschiedlichen Konzentrationen zu 1 µM Atorvastatin (Ato) kann die Atorvastatin-vermittelte Neuroprotektion nicht umkehren. Die Daten stammen exemplarisch aus einem Experiment und wurden als Prozent der Kontrollen angegeben. Die Absolutwert der Kontrolle beträgt 57,7 ± 15,3 Units/ml Medium. n=16, M+SD **$p<0,001$

4.3 Atorvastatin schützt vor NMDA-, nicht vor AMPA- und Kainat-induzierter Exzitotoxizität

Um herauszufinden, welche Unterklassen ionotroper Glutamatrezeptoren eine besondere Rolle bei der beobachteten Atorvastatin-vermittelten Neuroprotektion spielen, wurden die neuronalen Zellkulturen isoliert mit den entsprechenden Agonisten NMDA, AMPA bzw. Kainat stimuliert. Um eine Koaktivierung spannungsabhängiger Kalziumkanäle zu unterbinden, wurden diese mit einem Gemisch aus ω-Agatoxin, Nifedipin und ω-Conotoxin antagonisiert. Schließlich wurde nach Stimulation neben der intrazellulären Konzentration an freien Kalziumionen sowohl der Zelluntergang mittels LDH-Messungen, als auch das Zellüberleben über MTT-Messungen erhoben. Diese Experimente wurden in Kooperation mit Herrn Prof. Dr. med. K. B. Fink vom Institut für Pharmakologie und Toxikologie des Universitätsklinikums Bonn durchgeführt.

Dabei zeigte sich nach viertägiger Vorbehandlung mit 1 µM Atorvastatin eine signifikante Senkung der intrazelluläreren freien Kalziumionen nach Stimulation mit NMDA. Zudem wurde eine signifikante Neuroprotektion in den LDH- und MTT-Experimenten beobachtet, wohingegen nach Stimulation durch AMPA und Kainat als Stimulans lediglich die LDH-Freisetzung signifikant gesenkt werden konnte. Weder zeigte sich hier eine Reduktion des Anstiegs intrazellulärer Kalziumionen noch ein verbessertes Überleben in den MTT-Experimenten (Abb. 17).

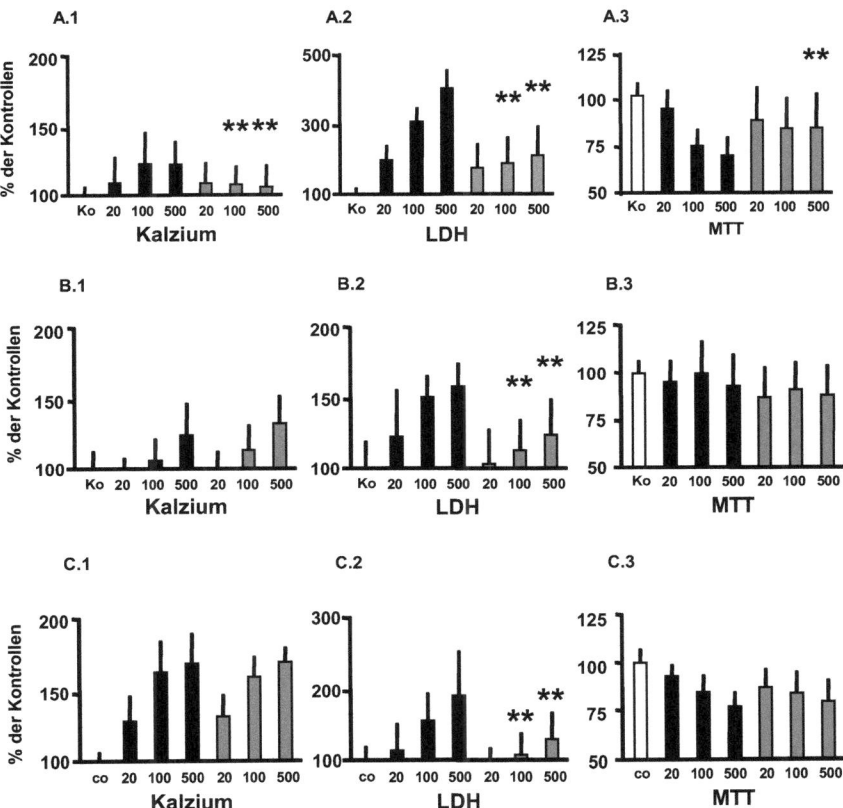

Abb. 17: Differenzierung der glutamatergen Rezeptoren nach Stimulation durch NMDA (A), AMPA (B) und Kainat (C). Primäre kortikale neuronale Zellkulturen der Ratte wurden am 6. DIV mit 100 nM Atorvastatin (graue Balken) oder Vehikel (schwarze Balken) vorbehandelt. Am 10. DIV wurden die Zellkulturen entweder nicht beladen oder mit Fluo-4 AM beladen und schließlich mit Vehikel (Kontrollen – Ko nur als Standardabweichung) oder mit NMDA, AMPA oder Kainat in Konzentrationen von 20 µM, 100 µM oder 500 µM für 20 Minuten stimuliert. Gleichzeitig erfolgte eine Blockade von spannungsabhängigen Kalziumkanälen durch 0,1 µM ω-Conotoxin GVIA, 0,2 µM ω-Agatoxin IVA und 1 µM Nifedipin. Die Messung der LDH-Freisetzung (2) und des MTT-Umsatzes (3) erfolgte 24 Stunden nach einstündiger Agonistenexposition. Die semiquantitative Messung der intrazellulären Kalziumkonzentration (A) erfolgte 20 Minuten nach Stimulation. Die Daten wurden aus drei bis vier unabhängigen Experimenten gemittelt und als Prozent der

Kontrollen angegeben. n=12-26, M+SD *p < 0.05; **p < 0.005. Die Absolutwerte der Kontrollen betragen für LDH (in U/ml): 61 ± 16 (NMDA), 76 ± 15 (AMPA), 89 ± 19 (Kainat); für die MTT-Messungen (in optischer Dichte): 780 ± 156 (NMDA), 778 ± 159 (AMPA), 780 ± 157 (Kainat). Für die Kalzium-Messungen (in RFU) : 347 ± 19 (NMDA), 298 ± 24 (AMPA), 292 ± 18 (Kainat).

4.4 Atorvastatin reduziert NMDA-induzierte *whole cell currents*

Um herauszufinden, auf welcher Ebene der reduzierte Anstieg intrazellulären Kalziums durch Atorvastatinbehandlung nach NMDA-Stimulation verursacht wird, wurden *patch-clamp* Untersuchungen in der *whole cell* Konfiguration (*whole cell currents*) in Kooperation mit dem Neurowissenschaftlichen Forschungszentrum der Charité Berlin durchgeführt.

Dabei zeigte sich nach viertägiger Vorbehandlung mit 1 µM Atorvastatin nach Stimulation mit 100 µM NMDA am 10. DIV eine signifikante Reduktion der Potentiale im Vergleich zur Kontrollgruppe (Abb. 18).

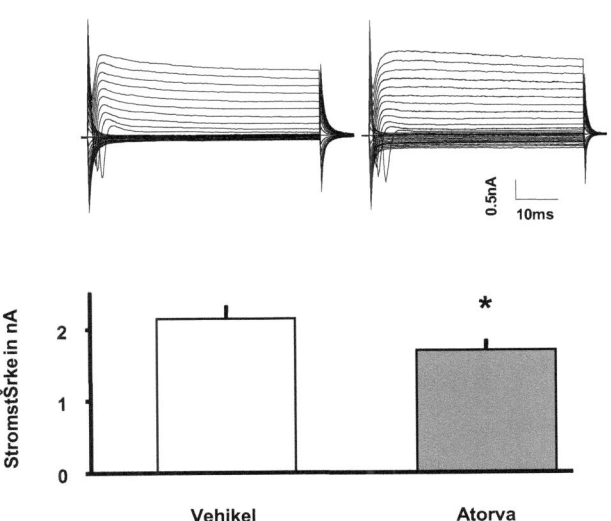

Abb. 18: Atorvastatin-Vorbehandlung vermindert NMDA-induzierte Ganzzellströme.
Primäre kortikale neuronale Zellkulturen der Ratte wurden am 6. DIV mit 1 µM Atorvastatin oder Vehikel vorbehandelt. Am 10. DIV wurden die Neuronen mit 100 µM NMDA stimuliert und zeitgleich die induzierten Ganzzellströme gemessen. M+SD [Stromstärke (nA)]; *p=0.05; n=10).

4.5 Proteinsynthese und mRNA-Expression der NMDA-Rezeptor-Untereinheiten

4.5.1 Atorvastatin verändert nicht die Menge der mRNA-Produkte der NMDA-Rezeptor-Untereinheiten

Um zu untersuchen, ob die durch Atorvastatin vermittelte Verminderung des intrazellulären Kalziumanstiegs nach exzitotoxischer Stimulation auf einer Veränderung der Zusammensetzung des NMDA-Rezeptors beruht, untersuchten wir diese mittels real time PCR. Jedoch zeigte sich dabei kein signifikanter Unterschied in der Menge der mRNA-Produkte der verschiedenen NR2 Untereinheiten.

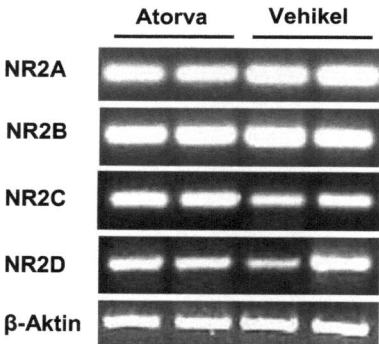

Abb. 19: Atorvastatin-Vorbehandlung und NMDA-Rezeptor-Untereinheiten
Primäre kortikale neuronale Zellkulturen der Ratte wurden am 6. DIV mit 1 µM Atorvastatin (Atorva) oder Vehikel vorbehandelt. Am 10. DIV wurden die Produkte von NR2A-D mRNA isoliert. Die PCR wurde in vier verschiedenen Zellpräparationen durchgeführt. Hier sind die Ergebnisse zwei unterschiedlicher Präparationen abgebildet. Die PCR-Produkte wurden auf 2% Agarosegel getrennt, mit Ethidiumbromid gefärbt.

4.5.2 Atorvastatin verändert nicht die Membranständigkeit der NR2B-Untereinheit

Ebenfalls zeigte sich in der Immunopräzipitation der NR2B Untereinheit mit PSD-95 kein signifikanter Unterschied in der Membranständigkeit der NR2B Untereinheit.

Atorva Vehikel

NR2B/PSD-95

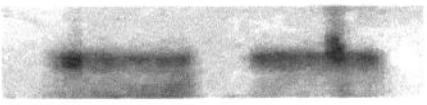

Abb. 20: Westernblot der NR2B/PSD95
Primäre kortikale neuronale Zellkulturen der Ratte wurden am 6. DIV mit 1 µM Atorvastatin (Atorva) oder Vehikel vorbehandelt. Am 10. DIV wurde ein Westernblot von NR2B-Untergruppen an PSD95-immunopräzipitierten Plasmamembranen durchgeführt. Hier abgebildet ist ein repräsentativer Blot, der keinen signifikanten Unterschied zwischen den Atorvastatin-vorbehandelten Neuronen und den Kontrollen zeigt.

4.5.3 Atorvastatin verändert nicht die mRNA-Expression der NR2B- und NR2C-Untereinheit

Um zu untersuchen, ob die Expression der den Rezeptoruntergruppen NR2B und NR2C zugrunde liegenden Genen verändert wurde, wurden real time PCR der Grin2b und Grin2c durchgeführt, die jedoch nach viertägiger Vorbehandlung mit 1 µM Atorvastatin im Vergleich zu den Kontrollen keinen signifikanten Unterschied ergaben.

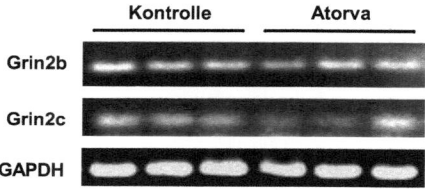

Abb. 21: Grin2b und Grin2c real time PCR
Primäre kortikale neuronale Zellkulturen der Ratte wurden am 6. DIV mit 1 µM Atorvastatin (Atorva) oder Vehikel (Kontrolle) vorbehandelt. Hier abgebildet ist eine repräsentative Analyse, die keinen signifikanten Unterschied zwischen Atorvastatin-vorbehandelten Neuronen und den Kontrollen zeigt.

4.6 Atorvastatin verstärkt Camptothecin-induzierte Apoptose

Ob neben einer Neuroprotektion vor exzitotoxischem Zelltod auch eine Neuroprotektion vor apoptotischem Zelltod zu beobachten ist, wurden bei gleicher Vorbehandlung mit Atorvastatin die Zellkulturen mit Camptothecin, einer Apoptose-induzierenden Substanz stimuliert. Hier zeigte sich keine Neuroprotektion. Im Gegenteil wurde in den LDH-Experimenten eine signifikante Zunahme des Zelltodes gegenüber den Kontrollen beobachtet. Ebenfalls zeigte sich in den MTT-Experimenten ein signifikant niedrigeres Überleben nach Apoptose-Induktion (Abb. 22).

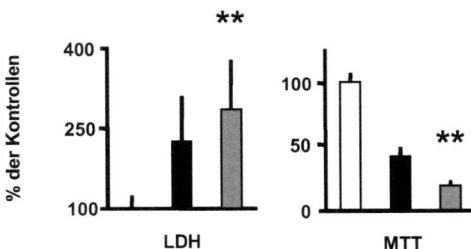

Abb. 22: Zelltod und -überleben durch die Apoptose-induzierende Substanz Camptothecin. Primäre neuronale kortikale Zellkulturen der Ratte wurden am 6.DIV für 4 Tage mit 1 µM Atorvastatin (graue Balken) bzw. entsprechendem Vehikel (schwarze Balken) vorbehandelt und am 10. DIV mit 10 µM Camptothecin für 48 Stunden versehen. Die Menge an in das Medium freigesetztem LDH wurde nach 24 h ermittelt. Die Daten wurden als Prozent der Kontrollen angegeben, um eine bessere Gegenüberstellung zu den MTT-Daten zu ermöglichen. Die Absolutwerte der Kontrollen betrugen 60 ± 15 Units/ml Medium. n=24. Die Menge an umgesetztem MTT wurde in Prozent der Kontrollen angegeben. Die Absolutwerte der Kontrollen (weißer Balken) betrugen 703 ± 31 OD. Die Daten wurden aus drei unabhängigen Experimenten erhoben. n=24. M+SD **$p<0,005$

4.7 Atorvastatin schützt nicht vor Sauerstoff-Glucose-Deprivation

In der Sauerstoff-Glucose-Deprivation (oxygen-glucose-deprivation, OGD) zeigte sich nach dem herkömmlichen Paradigma der Atorvastatin-Vorbehandlung mit 1 µM für 4 Tage keine signifikante Senkung der LDH-Freisetzung, jedoch lässt sich eine Tendenz erkennen. Die MTT-Daten zeigen ein zwar signifikantes, jedoch biologisch nicht relevantes Überleben nach 2,5 Stunden OGD (Abb. 23).

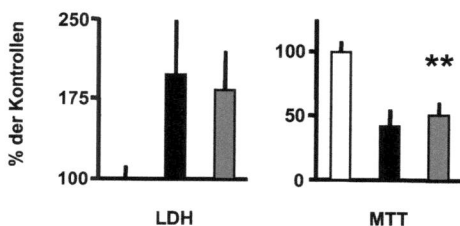

Abb. 23: Zelltod und -überleben durch kombinierte Sauerstoff-Glucose-Deprivation. Primäre neuronale kortikale Zellkulturen der Ratte wurden am 6.DIV für 4 Tage mit 1 µM Atorvastatin (graue Balken) bzw. entsprechendem Vehikel (schwarze Balken) vorbehandelt und am 10. DIV für 2,5 Stunden der OGD unterzogen. (A) Die Menge an in das Medium freigesetztem LDH wurde nach 24 h ermittelt. Die Daten wurden als Prozent der Kontrollen angegeben, um eine bessere Gegenüberstellung zu den MTT-Daten zu ermöglichen. Die Absolutwerte der Kontrollen betrugen 87 ± 9 Units/ml Medium. n=24. (B) Die Menge an umgesetztem MTT wurde in Prozent der Kontrollen (weißer Balken) angegeben. Die Absolutwerte der Kontrollen betrugen 1225 ± 181 OD. Die Daten wurden aus drei unabhängigen Experimenten erhoben. n=24. M+SD **p<0,005

4.8 Atorvastatin schützt Zellkerne vor Exzitotoxizität, nicht vor Apoptose oder OGD

Bildmorphologisch lassen sich die Daten der LDH- und MTT-Messung ebenfalls in allen drei Schadensparadigmen stützen. Dabei erkennt man in der Fluoreszenzmikroskopie nach Hoechstfärbung, dass durch Atorvastatin-Vorbehandlung die Integrität der Zellkerne nach erfolgtem exzitotoxischem Stimulus aufrechterhalten wird, wohingegen die Kontrollzellen eine deutliche Anfärbung nukleärer pyknotischer Strukturen aufweisen. Sowohl Im apoptotischen Zelltodmodell, als auch im in-vitro-Schlaganfallmodell lassen sich jedoch auch in der Atorvastatin-vorbehandelten Gruppe reichlich nukleäre Strukturen anfärben, was auch hier für einen Zelluntergang spricht (Abb. 24).

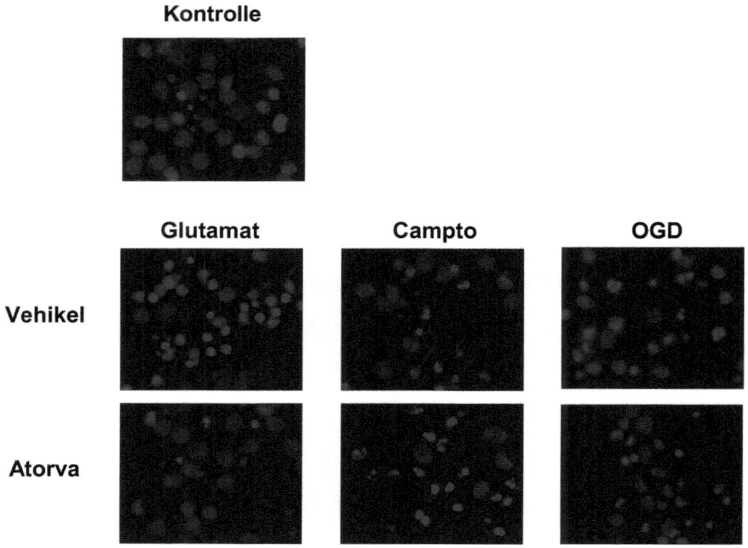

Abb. 24: Atorvastatin schützt Zellkerne vor Exzitotoxizität, nicht jedoch vor Apoptose oder OGD. Primäre neuronale kortikale Zellkulturen der Ratte wurden am 6.DIV für 4 Tage mit 1 µM Atorvastatin (Atorva) bzw. entsprechendem Vehikel vorbehandelt und am 10. DIV entweder mit 50 µM Glutamat, 10 µM Camptothecin (Campto) stimuliert oder für 135 Minuten der kombinierten Sauerstoff-Glukose-Deprivation (OGD) unterzogen. Die Kontrollgruppe (Kontrolle) zeigt homogen angefärbte runde Nuclei. In der Gruppe der Glutamatexposition zeigt die Kontrollgruppe (Vehikel) viele kleine kondensierte geschädigte Nucleusreste; Atorvastatin-vorbehandelte Neuronen weisen diese trotz gleichem exzitotoxischen Stimulus nicht auf. In der Camptothecin-stimulierten Gruppe und im in-vitro-Schlaganfallmodell zeigen die Kontrollzellen viele kleine Nucleusreste in kondensierter Form, welche auch bei der Atorvastatin-vorbehandelten Gruppe nachzuweisen sind und aufdecken, dass in beiden Gruppen Zelluntergang stattgefunden hat.

5 Diskussion

Die vorliegende Arbeit zeigt, dass Atorvastatin, ein kompetitiver Hemmer der HMG-CoA-Reduktase, Neurone vor exzitotoxischem Zelltod schützt. Diese Neuroprotektion wurde bei einer Konzentration um 1 µM und einer Dauer der Vorbehandlung von mindestens 48 h erreicht. Am deutlichsten zeigte sich dieser neuroprotektive Effekt nach einmaliger Gabe von 1 µM Atorvastatin vier Tage vor exzitotoxischer Schädigung. Dabei waren sowohl eine Reduktion des Zellschadens, quantifiziert durch Messung der freigesetzten LDH-Konzentration als auch ein verbessertes Überleben der Neuronen, gemessen am MTT-Umsatz zu beobachten.

Die meisten der bisher beobachteten pleiotropen Effekte von Statinen werden über eine Hemmung der HMG-CoA-Reduktase und daraus resultierender Verringerung der intrazellulären Konzentration von Mevalonat und den sich in der Cholesterin-Biosynthese anschließenden Isoprenoiden vermittelt (Cucchiara and Kasner 2001; Liao 2002).
Überraschenderweise waren die in dieser Arbeit beobachteten antiexzitotoxischen Effekte nicht durch zusätzliche Applikation von Produkten der HMG-CoA-Reduktase, wie Mevalonat oder weiteren Isoprenoiden wie Farnesylpyrophosphat oder Geranylgeranylpyrophosphat umzukehren. Um zu beweisen, dass eine Applikation von Mevalonat auch unter HMG-CoA-Reduktase-Hemmung einen Anstieg des intrazellulären Mevalonats mit sich führt, wurde das Versuchssetting verändert: hohe Konzentrationen an Atorvastatin haben aufgrund einer Destabilisierung des Zytoskeletts eine neurotoxische Wirkung. Dieser Mechanismus kann durch Applikation von Mevalonat, GGPP, jedoch nicht FPP, umgekehrt werden (Schulz et al. 2004). Diese neurotoxische Eigenschaft des hochkonzentrierten Atorvastatins wurde von uns benutzt um zu zeigen, dass das applizierte Mevalonat auch das

Zellinnere erreicht: die Mevalonat-Applikation zeigte sehr wohl eine Umkehr des neurotoxischen Effektes hoher Atorvastatin-Konzentrationen, war jedoch nicht in der Lage, in derselben Zellpopulation den neuroprotektiven Mechanismus des Atorvastatins bei Glutamat-induziertem exzitotoxischen Zelltod umzukehren. Somit ist der in dieser Arbeit beobachtete Effekt unabhängig von der HMG-CoA-Reduktase-Hemmung.

Durch Atorvastatin-Vorbehandlung konnte nach exzitotoxischer Stimulation ein verminderter Anstieg intrazellulären Kalziums beobachtet werden. Dieser Effekt war am deutlichsten ebenfalls nach einmaliger Gabe von 1 µM Atorvastatin vier Tage vor exzitotoxischer Stimulation zu beobachten. Es zeigte sich in der Subtypenanalyse der Glutamatrezeptoren, dass insbesondere der NMDA-induzierte Anstieg des intrazellulären Kalziums durch Atorvastatin-Vorbehandlung vermindert wurde. Darüber hinaus konnten wir mittels LDH- und MTT-Assays zeigen, dass die Zellen durch Atorvastatin-Vorbehandlung auch vor NMDA-induzierter Exzitotoxizität geschützt werden. Die Beobachtung, dass Atorvastatin ebenfalls, jedoch in deutlich geringerem Maße, vor AMPA- und Kainat-induziertem Zellschaden schützte, kann auf einer sekundären Aktivierung von NMDA-Kanälen beruhen. Dies wird durch die Tatsache gestützt, dass in Anwesenheit eines NMDA-Antagonisten der durch AMPA und Kainat induzierte Zellschaden verringert wurde und der geringere Anstieg der Konzentration von Kalziumionen im Intrazellulärraum durch Atorvastatin-Vorbehandlung nicht verändert werden konnte.

Durch *patch-clamp* Untersuchungen ließ sich zeigen, dass die NMDA-Rezeptoraktivität durch Atorvastatin-Vorbehandlung herabgesetzt wird, da die gemessenen *whole cell currents* nach Atorvastatin-Vorbehandlung reduziert waren.

Ein ähnlicher Effekt konnte von einer anderen Gruppe durch Simvastatin in Neuronen erzielt werden. Zacco et al. beobachteten zwar auch eine Reduktion der NMDA-vermittelten *whole cell currents*, jedoch keine

Veränderung der intrazellulären Kalziumkonzentration. Außerdem waren alle Effekte sowohl durch Mevalonat als auch durch Cholesterin umkehrbar und somit abhängig von der HMG-CoA-Reduktase-Hemmung (Zacco et al. 2003). Eine mögliche Erklärung könnte der unterschiedliche Aufbau der Zellkultur darstellen: die vorliegenden Experimenten erfolgten in serumfreiem Medium und einer Zellkultur mit weniger als 10% Glia. Zacco et al. verwendeten hingegen eine zweischichtige Glia-Neuronen-Zellkultur in serumreichem Medium. Astrozyten besitzen ebenfalls ionotrope NMDA-Rezeptoren und sind in der Lage, neuroprotektive Mechanismen über z.B. Glutamattransport zu beeinflussen. (Parpura et al. 1994, Vernadakis 1996, Sonnewald et al. 2002).

Neuroprotektion konnte durch Atorvastatin erst ab einer mindestens zweitägigen Vorbehandlungsdauer erreicht werden. Dadurch ist es unwahrscheinlich, dass eine pharmakologische Interaktion im Sinne eines Antagonismus am NMDA-Rezeptor stattfindet und für die vermittelte Neuroprotektion verantwortlich ist, da entsprechende Effekte nach kürzerer Vorbehandlungsdauer zu erwarten wären. Somit könnten Mechanismen auf Genexpressionsebene oder im Bereich der posttranslationalen Modifikation eine Rolle spielen. Ebenso kann eine Veränderung in der Zusammensetzung der NMDA-Rezeptoren involviert sein. So zeigt beispielsweise die Herunterregulierung der NR2B-Untereinheit neuroprotektive Effekte, da eine Beteiligung der NR2B-Untereinheit am Kanal-Tetramer zu einer höheren Kalziumleitfähigkeit und erhöhten Sensitivität für die Magnesiumion-Blockade führt. Jedoch zeigt diese Arbeit, dass zwischen Atorvastatin-vorbehandelten und Kontrollzellen kein Unterschied in der Proteinmenge der Kanaluntereinheiten NR2 A-D bestand. Zudem konnte kein Unterschied in der mRNA-Expression der Untereinheiten NR2B und NR2C beobachtet werden. Ponce et al. konnten, stützend für diese Ergebnisse, keinen signifikanten Unterschied in der Expression des NMDAR1 nach viertägiger

Simvastatin-Vorbehandlung im Vergleich zu den Kontrollen zeigen (Ponce et al. 2008).

Stattdessen könnte der beobachtete Effekt auf einer Inaktivierung, Internalisierung oder Translokation der NMDA-Rezeptoren im Bereich der synaptischen Dichte beruhen. Membranassoziierte Guanylatkinasen (MUGAK) regulieren die Integration der NMDA-Rezeptoren in die Zellmembran und die Anhäufung dieser im Bereich der Synapsen. Bekanntester Vertreter der MUGAK ist das *postynaptic density protein* PSD-95. Jedoch konnten wir keinen Unterschied in der Menge des mebranständigen PSD-95 in Verbindung mit der NR2B-Untereinheit aufdecken.

Eine weitere Möglichkeit besteht in der fehlenden Verbindung der Kanäle über das PSD-95 zum submembranösen Zytoskelett. Isoprenoide der Cholesterin-Biosynthese spielen in der posttranslationalen Modifikation von membranständigen Proteinen eine entscheidende Rolle, da insbesondere GGPP und FPP als Membrananker vieler Proteine fungieren. Sollte eine fehlende Membranverankerung ausschlaggebend für den beobachteten neuroprotektiven Effekt sein, müsste sich dieser allerdings durch Koapplikation von GGPP und FPP umkehren lassen, was hier nicht beobachtet wurde.

Diese Arbeit zeigt weiterhin, dass Neuroprotektion durch Camptothecin-induzierte Apoptose nicht erreicht werden konnte. Vielmehr wurde ein proapoptotischer Effekt beobachtet, denn bei Vorbehandlung mit 1 µM Atorvastatin 4 Tage vor Apoptose-Induktion war im Vergleich zur Kontrollgruppe ein höherer Zellschaden und ein geringeres Überleben der Neuronen zu detektieren. In der Zellkernfärbung nach Hoechst zeigten die Atorvastatin-vorbehandelten Neurone im Vergleich zur Kontrollgruppe vermehrt pyknotisch zerfallene Zellkerne.

Bei viertägiger Vorbehandlung könnten durch Atorvastatin-Vorbehandlung proapoptotische Kaskaden promoviert werden. So zeigten Aprigliano et al., dass Atorvastatin HMG-CoA-Reduktase-abhängig, also durch Mevalonat umkehrbar, in Kupffer-Sternzellen Apoptose induzierte. Dabei wurde jedoch in verschiedenen untersuchten Genen (CD95, CD95L, NF-kappaB, p53 und weitere) kein Unterschied in der Genexpression nachgewiesen (Aprigliano et al. 2008).

Im in vitro Modell des Schlaganfalles, der OGD, zeigte sich durch Atorvastatin-Vorbehandlung kein neuroprotektiver Effekt. Nach viertägiger Atorvastatin-Vorbehandlung war weder ein vermehrtes Zellüberleben durch MTT-Assay noch ein geringerer Zellschaden durch LDH-Assay ersichtlich. Auch in der Zellkernfärbung nach Hoechst waren sowohl in der Kontrollgruppe als auch in den Atorvastatin-vorbehandelten Neuronen die gleichen Zellschadensparameter zu erkennen: in beiden Gruppen zeigten sich nach OGD überwiegend pyknotisch veränderte und zerfallene Zellkerne als Zeichen des Zelltodes.
Sowohl Exzitotoxizität als auch Apoptose werden als Schadensmechanismen bei der OGD beobachtet (Gwag et al. 1995). Integriert man nun den antiexzitotoxischen und den proapoptotischen Effekt der Atorvastatin-Vorbehandlung und vergleicht diesen mit den erhobenen OGD-Daten kann postuliert werden, dass sich beide Mechanismen ausgleichen könnten und somit kein nennenswerter Nettoeffekt verbleibt.

Vergleicht man die Mechanismen des exzitotoxischen und apoptotischen Zelltodes zeigt sich, dass eine Überladung der Zelle mit Kalzium als Hauptursache der Exzitotoxizität zu werten ist, wohingegen der Anstieg des intrazellulären Kalziums im apoptotischen Zelltod eine untergeordnetere Rolle spielt (Choi 1995).

Damit kann geschlussfolgert werden, dass die verminderte NMDA-Rezeptoraktivität und der daraus resultierende verringerte Anstieg des intrazellulären Kalziums verantwortlich für die neuroprotektive Wirkung des Atorvastatins ist. Diese ist nach viertägiger Vorbehandlung am deutlichsten zu beobachten und, da nicht durch Koapplikation von Mevalonat umkehrbar, von der HMG-CoA-Reduktase-Hemmung unabhängig.

Dies ist insofern interessant, als es in der Literatur bisher kaum publizierte Daten zu HMG-CoA-Reduktase-unabhängigen Wirkungen der Statine gibt, insbesondere bezüglich neuroprotektiver Effekte.

Nakazawa et al. konnten zeigen, dass Pitavastatin retinale Ganglionzellen vor NMDA-induziertem exzitotoxischen Zelltod schützte. Auch hier erfolgte die Applikation von Pitavastatin vier Tage vor Schadensinduktion (Nakazawa et al. 2006). Ebenfalls beobachteten Ponce et al., dass Simvastatin im hohen nanomolaren bis niedrigen mikromolaren Konzentrationen nach viertägiger Vorbehandlung vor NMDA-induzierter Exzitotoxizität schützt. Im Gegensatz zu der vorliegenden Arbeit wurde bei Ponce et al. der neuroprotektive Effekt allerdings auf die Reduktion der intrazellulären Cholesterinkonzentration zurückgeführt und somit als HMG-CoA-Reduktase-abhängig interpretiert. Dabei zeigt sich jedoch auch bei Ponce et al., dass während der Umgehung der HMG-CoA-Reduktase-Hemmung durch Koapplikation von Cholesterin zur Simvastatin-Vorbehandlung zwar eine leichte Zunahme des neuronalen Zellschadens resultiert, weiterhin aber eine hoch signifikante Neuroprotektion vorliegt, die nicht erklärt wird. Somit liegt trotz Koapplikation von Simvastatin und Cholesterin weiterhin ein neuroprotektiver Effekt vor, der wie in dieser Arbeit HMG-CoA-Reduktase-unabhängig ist (siehe auch Ponce et al. 2008 Abb.: 4A).

Zusammenfassend liegt scheinbar ein Klasseneffekt vor, da bei Atorvastatin (Bösel und Gandor et al. 2005), in eigener Studie auch Mevastatin (Daten nicht gezeigt), später dann Pitavastatin (Nakazawa et al. 2006) und Simvastatin (Ponce et al. 2008) nach viertägiger Vorbehandlung Neuroprotektion vor exzitotoxischem neuronalem Zelltod beobachtet wurde.

Statine haben auf verschiedene neurologische Erkrankungen, wie den Schlaganfall und Multiple Sklerose positiven Einfluss (Jick et al. 2000; Kwak et al. 2000; White et al. 2000). Obwohl zahlreiche klinische und experimentelle Daten zu den antiinflammatorischen, antithrombotischen, immunmodulativen und damit in der Summe auch indirekten neuroprotektiven Effekten durchgeführt wurden, gibt es bisher wenig Daten zu direkten Effekten von Statinen (Liao 2002; Endres und Laufs 2004). Simons et al. zeigte, dass eine Senkung des Cholesterins durch Lovastatin in mikromolaren Mengen zu einer Hemmung der β-Amyloid-Bildung in hippokampalen Neuronen und Simvastatin in hohen Dosen zu einer Senkung des Cholesterins, der Isoprenoide und seiner Metaboliten im Liquor führt (Simons et al. 2002). Studien von Tanaka et al. und Garcia-Roman et al. hatten gezeigt, dass Statine in hoher mikromolarer Konzentration proapoptotische Eigenschaften besitzen, die jedoch auf eine Hemmung der HMG-CoA-Reduktase beruhen (Tanaka et al. 2000; Garcia-Roman et al. 2001, Michikawa and Yanagisawa 1999). Schulz et al. konnten unter anderen aufdecken, dass Atorvastatin in Konzentrationen ab acht µMol das Auswachsen von Neuriten über die Hemmung des Isoprenoids GGPP hemmt. (Schulz et al. 2004, Meske et al. 2003, Fan et al. 2002).

Die vorliegende Arbeit hat gezeigt, dass Atorvastatin in einer Dosierung vom hohen nanomolaren bis niedrigen mikromolaren Bereich Neuroprotektion vor Glutamat-induziertem und damit exzitotoxischem Zelltod durch verminderte NMDA-Rezeptoraktivität vermittelt. Dabei konnte die Protektion nur für den exzitotoxischen Zelltod gezeigt werden. Atorvastatin-Vorbehandlung führte zu einer Zunahme des apoptotischen Zelltodes, wenn dieser durch Camptothecin induziert wurde. Atorvastatin konnte in dem in-vitro-Schlaganfall-Modell, der Sauerstoff-Glukose-Deprivation, keine nennenswerten neuroprotektiven Eigenschaften vermitteln.

Im klinischen Kontext zeigt der Hirninfarkt im Kerngebiet vorwiegend exzitotoxischen Zelltod, der, wie diese Arbeit zeigt, unter Atorvastatin-Medikation potentiell positiv beeinflusst werden kann. Im Bereich der Penumbra, wo in Abhängigkeit von der Restperfusion im Verlauf apoptotischer Zelltod auftritt, könnte Atorvastatin mit seinen proapoptotischen Eigenschaften zu einer Zunahme des Nervenzellunterganges führen. Da jedoch gezeigt wurde, dass unter Atorvastatin-Medikation das Schlaganfallvolumen im Tierexperiment signifikant gesenkt wird (Laufs et al. 2000) ist zu postulieren, dass letztlich die vaskulär vermittelten indirekten neuroprotektiven Eigenschaften von Statinen in diesem Areal überwiegen. Somit kann als Hypothese aufgestellt werden, dass aufgrund der verbesserten Perfusion im Penumbrabereich durch Hochregulierung vasodilatativer Mechanismen und daraus resultierendem verbesserten Angebot an Energieträgern potentiell in weniger Neuronen Apoptose induziert wird. Hierdurch könnte durch den in dieser Arbeit aufgedeckten direkt vermittelten antiexzitotoxischen Effekt eine Neuroprotektion im Schlaganfallkern und eine vaskulär vermittelte Neuroprotektion im Bereich der Penumbra resultieren.

Statine sind als Medikament beim Schlaganfall inzwischen hinreichend durch große klinische Studien abgesichert (SPARCL, 4S, LIPID, Heart Protection Study und weitere). Dabei bleibt nun zu klären, inwieweit aufgrund der in dieser Arbeit aufgedeckten direkten neuronalen Effekte auf Statine zurückgegriffen werden sollte, die die Blut-Hirn-Schranke überwinden und somit der direkte neuroprotektive Effekt zur zusätzlichen Verbesserung des Schlaganfall-Resultates beitragen kann.

6 Zusammenfassung und Ausblick

Atorvastatin vermittelt HMG-CoA-Reduktase-unabhängige Neuroprotektion in exzitotoxischen Zelltodmodellen neuronaler Zellkulturen. Dieser neuroprotektive Effekt beruht auf einer Reduktion des NMDA-Rezeptor-vermittelten Anstieges intrazellulären Kalziums und ist im apoptotischen Schadensmodell mit Camptothecin oder im in-vitro-Schlaganfallmodell OGD nicht nachweisbar.

Weitere Untersuchungen müssen sich anschließen, um den Mechanismus der vermittelten Neuroprotektion vor exzitotoxischem neuronalen Zelltod aufzudecken. Insbesondere bleibt die Frage zu klären, auf welcher Ebene die veränderte NMDA-Rezeptoraktivität durch Atorvastatin hervorgerufen wird. Außerdem müssen sich weitere Versuche zu den HMG-CoA-Reduktase-unabhängigen Mechanismen anschließen. Dabei ist ein Augenmerk insbesondere auf den Effekt von Statinen in der neuronalen Apoptose zu richten, da hier bisher in der Literatur unterschiedliche, sich jedoch auch ergänzende Ergebnisse auftauchen.

Viele Statine penetrieren die Blut-Hirn-Schranke (Hamelin et al. 1998), sodass die vermittelten Effekte genau verstanden werden müssen, gerade vor dem Hintergrund des zunehmenden klinischen Einsatzes von Statinen in der Sekundärprävention kardio- und zerebrovaskulärer Ereignisse.

7 Literaturverzeichnis

Amarenco P. Hypercholesterolemia, lipid-lowering agents, and the risk for brain infarction. Neurology 2001; 57: 35-S44.

Anson L.C., Chen P.E., Wyllie D.J.A. et al. Identification of amino acid residues of the NR2A subunit that control glutamate potency in recombinant NR1/NR2A NMDA receptors. J Neurosci 1998; 18: 581-589

Berridge, M.J. et al. Inositol trisphosphate and calcium signalling. Nature 1993; 361: 315-325

Bösel J., Endres M. Einsatz der Statine in der Neurologie Akt. Neurol. 2002; 29: 254-261.

Brewer G.J. Serum-free B27/neurobasal medium supports differentiated growth of neurons from the striatum , substantia nigra, septum, cerebral cortex, cerebellum and dentate gyrus. J. Neurosci. Res. 1995; 42: 674-683.

Bruer U., Weih M.K., Isaev N.K. et al. Induction of tolerance in rat cortical neurons: hypoxic preconditioning. FEBS Lett. 1997; 414: 117-121

Chen M., Ona V.O., Ferrante R.J. et al. Minocycline inhibits caspase-1 and csapase-3 expression and delays mortality in a transgenic mouse model of Huntington`s disease. Nature Med. 2000; 6: 797-801.

Choi D.W. Calcium: still center-stage in hypoxic-ischemic neuronal death. Trends. Neurosci. 1995; 18: 58-60.

Cucchiara B. and Kasner S.E. Use of statins in CNS disorders. J. Neurosci. 2001; 187: 81-99.

Cull-Candy S., Brickley S., Farrant M. NMDA receptor subunits: diversity, development and disease. Curr. Opin. Neurobiol. 2001; 11: 327-335

Denizot F. and Lang R. Rapid colorimetric assay for cell growth and survival. Modifications to the tetrazolium dye procedure giving improved sensitivity and reliability. J. Immunol. Methods 1986; 22: 271-277.

Dirnagl U., Iadecola C., Moskowitz M.A. Pathobiology of ischemic stroke: an integrated view. Trends Neurosci. 1999; 22: 391-397

Endres M., Laufs U. Effects of statins on endothelium and signaling mechanisms. Stroke. 2004; 35: 2708-2711.

Endres M., Laufs U., Huang Z. Stroke protection by 3-hydroxy-3-methylglutaryl (HMG)-CoA reductase inhibitors mediated by endothelial nitric oxide synthase. Proc. Natl. Acad. Sci. USA 1998; 95: 8880-8885.

Fan Q.W., Yu W., Gong J.S. et al. Cholesterol-dependent modulation of dendrite outgrowth and microtubule stability in cultured neurons. J. Neurochem. 2002; 80: 178-190.

Farinelli S.E., Greene L.A. Cell cycle blockers mimosine, ciclopirox and deferoxamine prevent the death of PC12 cells and postmitotic sympathetic neurons after removal of trophic support. J. Neurosci. 1996; 16: 1150-1162.

Freeman T.C., Dixon A.K., Bentley D.R. et al. Expression Mapping of Mouse Genes. 1998; MGI Direct Data Submission, MGI Accession ID: 1199209.

Garcia-Roman N., Alvarez A.M., Toro M.J., Montes A., Lorenzo M.J. Lovastatin induces apoptosis of spontaneously immortalized rat brain neuroblasts: involvement of nonsterol isoprenoid biosynthesis inhibition. Mol. Cell. Neurosci. 2001; 17: 329-341.

Greisenegger S., Müllner M., Tentschert S., Lang W., Lalouschek W. Effects of pretreatment with statins on the severity of acute ischemic cerebrovascular events. J. Neurol. Sci. 2004; 221: 5-10.

Grynkiewicz G., Poenie M., Tsien R.Y. A new generation of Ca^{2+} indicators with greatly improved fluorescence properties. J. Biol. Chem. 1985; 260: 3440-3450.

Gwag B.J., Lobner D., Koh J.Y., Choi D.W. Blockade of glutamate receptors unmasks neuronal apoptosis after oxygen-glucose deprivation in vitro. Neuroscience 1995; 68: 615-619.

Habenicht A.J., Glomset J.A., Ross R. Relation of cholesterol and mevalonic acid to the cell cycle in smooth muscle and swiss 3T3 cells stimulated to divide by platelet-derived growth factor. J. Biol. Chem. 1998; 255: 5134-5140.

Hachinski V., Graffagnino C., Beaudry M. et al. Lipids and stroke: a paradox resolved. Arch. Neurol. 1996; 53: 303–308.

Hacke W., Kaste M., Fieschi C. et al. Intravenous thrombolysis with recombinant tissue plasminogen activator for acute hemispheric stroke. The European Cooperative Acute Stroke Study (ECASS). JAMA 1995; 274:1017-1025.

Hamelin B.A., Turgeon J. Hydrophilicity / lipophilicity: relevance for the pharmacology and clinical effects of HMG-CoA reductase inhibitors. Trends. Pharmacol. Sci. 1998; 19: 26-37.

Hamill, O.P., Marty, A., Neher, E., et al. Improved patch-clamp techniques for high- resolution current recording from cells and cell-free membrane patches. Pflügers Arch. 1981; 391: 85-100.

Hansen A. J. Effect of anoxia on ion distribution in the brain. Physiol. Rev. 1985; 65: 101-148.

Harms C., Lautenschlager M., Bergk A. et al. Differential mechanisms of neuroprotection by 17-beta-estradiol in apoptotic versus necrotic neurodegeneration. J. Neurosci. 2001; 21: 2600-2609.

Hattori Y, Hattori S, Kasai K. 4-hydroxynonenal prevents NO production in vascular smooth muscle cells by inhibiting nuclear factor-kappaB-dependent transcriptional activation of inducible NO synthase. Arterioscler. Thromb. Vasc. Biol. 2001; 21: 1179-83.

Heart Protection Study Collaborattive Group MRC / BHF heart protection study of cholesterol lowering with simvastatin in 20 536 high-risk individuals: a randomized placebo-controlled trial. Lancet 2002; 360: 7-22.

Hebert P.R., Gaziano J.M., Hennekens C.H. An overview of trials of cholesterol lowering and risk of stroke. Arch. Intern. Med. 1995; 155: 50-55.

Henzi, V., Mcdermott, A.B., Characteristics and function of Ca^{2+} - and inositol 1,4,5-trisphosphate-releasable stores of Ca^{2+} in neurons. Neuroscience 1992; 46: 251-274.

Hess D.C., Demchuk A.M., Brass L.M., Yatsu F.M. HMG-CoA reductase inhibitors (statins). A promising approach to stroke prevention. Neurology 2000; 54: 790-796.

Hollmann M: Structure of ionotropic glutamate receptors. Ionotropic Glutamate Receptors in the CNS. Edited by Jonas P, Monyer H. Berlin: Springer; 1999:1-98

Jick H., Zornberg G.L., Jick S.S., Seshadri S., Drachmann D.A. Statins and the risk of dementia. Lancet 2000; 356: 1627-1631.

Koh, J.Y. and Choi, D.W. Quantitative determination of glutamate mediated cortical neuronal injury in cell culture by lactate dehydrogenase efflux assay. J. Neurosci. Meth. 1987; 20: 83-90.

Kornau, H.C., Schenker, L.T., Kennedy, M.B. Domain interaction between NMDA receptor subunits and the postsynaptic density protein PSD-95. Science 1995; 269: 1737–1740.

Kristian T., Siesjo B. K. Changes in ionic fluxes during cerebral ischemia. In Neuroprotective Agents and Cerebral Ischaemia, 1997; 40: 27-45

Krnjevic K., Leblond J. Changes in membrane currents of hippocampal neurons evoked by brief anoxia. J. Neurophysiol. 1989; 62: 15-30.

Kuryatov A., Laube B., Betz H., Kuhse J. Mutational analysis of the glycine-binding site of the NMDA receptor: structural similarity with bacterial amino acid-binding proteins. Neuron 1994; 12: 1291-1300.

Kwak B., Mulhaupt F., Myit S., Mach F. Statins as a newly recognized type of immunomodulator. Nat. Med. 2000, 6: 1399-1402.

Laube B., Kuhse J., Betz H. Evidence for a tetrameric structure of recombinant NMDA receptors. J. Neurosci. 1998; 18: 2954-2961.

Laufs U., Gertz K., Huang P. et al. Atorvastatin upregulates type III nitric oxide synthase in thrombocytes, decreases platelet activation, and protects from cerebral ischemia in normocholesterolemic mice.Stroke.2000;31:2442-9.

Liao J.K. Beyond lipid lowering : the role of statins in vascular protection. Int. J. Cardiol. 2002 ; 86: 5-18.

LIPID - The Long-Term Intervention with Pravastatin in Ischaemic Disease Study Group. N. Engl. J. Med. 1998; 339: 1349–57.

Marti-Fabregas J., Gomis M., Arboix A. et al. Favorable outcome of ischemic stroke in patients pretreated with statins. Stroke 2004; 35: 1117-1123.

Martin R. L., Lloyd H. G. E. and Cowan A. I. The early events of oxygen and glucose deprivation: setting the scene for neuronal death? Trends Neurosci. 1994; 17: 251-257.

Meske V., Albert F., Ohm T.G. Blockade of HMG-CoA reductase activity causes changes in microtubule-stabilizing protein tau via suppression of geranylgeranylpyrophosphate formation: implications for Alzheimer´s disease. Eur. J. Neurosci. 2003; 17: 93-102.

Michikawa M. and Yanagisawa K. Inhibition of cholesterol production but not of nonsterol isoprenoid products induces neuronal cell death. J. Neurochem. 1999; 72: 2278-2285.

Minta A., Kao J.P., Tsien, R.Y. Fluorescent indicators for cytosolic calcium based on rhodamine and fluorescein chromophores. J. Biol. Chem. 1989; 264: 8171-8178.

Misra C., Brickley S.G., Farrant M., Cull-Candy S.G. Identification of subunits contributing to synaptic and extrasynaptic NMDA receptors in Golgi cells of the rat cerebellum. J. Physiol. (Lond) 2000; 524: 147-162.

Momiyama A., Feldmeyer D., Cull-Candy S.G. Identification of a native low-conductance NMDA channel with reduced sensitivity to Mg2+ in rat central neurones. J. Physiol. (Lond) 1996; 494: 479-492.

Mosmann T. Rapid colorimetric assay for cellular growth and survival: application to proliferation and cytotoxicity assays. J. Immunol. Methods. 1983; 65: 55-63.

Nakazawa T., Takahashi H., Nishida K. Pitavastatin prevents NMDA-induced retinal ganglion cell death by suppressing leukocyte recruitment. J. Neurochem. 200; 100: 1018-31.

Ponce J., de la Ossa N.P., Hurtado O. et al. Simvastatin reduces the association of NMDA receptors to lipid rafts: a cholesterol-mediated effect in neuroprotection. Stroke. 2008; 39: 1269-75.

Prospective Studies Collaboration. Cholesterol, diastolic blood pressure, and stroke: 13,000 strokes in 450,000 people in 45 prospective studies. Lancet. 1995; 346: 1647–1653

Rader D. J. Therapy to reduce the risk of coronary heart disease. Clin. Cardiol. 2003; 26: 2–8

Sans N., Petralia R.S., Wang Y.X. et al. A developmental change in NMDA receptor-associated proteins at hippocampal synapses. J. Neurosci. 2000; 20: 1260-1271.

Schulz J.G., Bösel J., Stöckel M. et al. HMG-CoA reductase inhibition causes neurite loss by interfering with geranylgernaylpyrophosphate synthesis. J. Neurochem. 2004; 89: 24-32.

Siesjo B. K. Pathophysiology and treatment of focal cerebral ischemia Part I: Pathophysiology. J. Neurosurg. 1992; 77: 169-184.

Simons M., Schwarzler F., Lütjohann D. et al. Treatment with simvastatin in normocholesterolemic patients with Alzheimer´s disease: a 26-week randomised, placebo-controlled, double-blind trail. Ann. Neurol. 2002; 52: 346-350.

SPARCL – Stroke Prevention by Aggressive Reduction in Cholesterol Levels trial. N. Engl. J. Med. 2006; 355: 549-59

Stein A. Management of dyslipidemia. Am. Heart. J. 2002; 144: 543–550

Szatkowski M., Attwell D. Triggering and execution of neuronal death in brain ischemia: two phases of glutamate release by different mechanisms. Trends Neurosci. 1994; 17: 359-365.

Takemoto, M., Liao, K.J. Pleiotropic Effects of 3-Hydroxy-3-Methylglutaryl Coenzyme A Reductase Inhibitors. Arterioscler. Thromb. Vasc. Biol. 2001; 21: 1712-1719.

Tanaka T., Tatsuno I., Uchida D. et al. Geranylgeranyl-pyrophosphate, an isoprenoid of mevalonate cascade, is a critical compound for rat primary cultured cortical neurons to protect the cell death induced by 3-hydroxy-3-methylglutaryl-CoA inhibition. J. Neurosci. 2000; 20: 2852-2859.

Tsiara S., Elisaf M., Mikhailidis D.P. Early vascular benefits of statin therapy. Curr. Med. Res. Opin. 2003; 19: 540-556.

Vicini S., Wang J.F., Li J.H. et al. Functional and pharmacological differences between recombinant N-methyl-D-aspartate receptors. J. Neurophysiol. 1998; 79: 555-566.

Vornov J. J. Ion channels and exchangers that mediate ischemic neuronal injury. Curr. Opin. Neurol. 1998; 11: 39-43.

Wall M.E., Wani M.C., Sim G.A. et al. Plant antitumor agents. I. The isolation and structure of camptothecin, a novel alkaloidal leukemia and tumor inhibitor from camptotheca acuminate. J. Am. Chem. Soc 1966; 88: 3888–3890

Weitz-Schmidt G. Statins as anti-inflammatory agents. Trends Pharm. Sci. 2002; 23: 482-486.

White H.D., Simes R.J., Anderson N.E. et al. for the LIPID Study Group Pravastatin therapy and the risk of stroke. N. Eng. J. Med. 2000; 343: 317-326.

Wolf, P. A., J. L. Cobb, R. B. D'Agostino: Epidemiology of stroke. In: Barnett, H. J. M., Mohr, J. P., Stein, B. M., Yatsu, F. M.: Stroke: Pathophysiology, Diagnosis and Management. Churchill Livingston, New York, 1992: 3-27.

Wyllie D.J., Béhé P., Nassar M. et al. Single channel currents from recombinant NMDA NR1a/NR2D receptors expressed in Xenopus oocytes. Proc. R. Soc. Lond. B. 1996; 263: 1079-1086.

Yao, M., Nguyen, T. V., Pike, C. J. beta-Amyloid-Induced Neuronal Apoptosis Involves c-Jun N-Terminal Kinase-Dependent Downregulation of Bcl-w. J. Neurosci. 2005; 25:1149-1158.

Zacco A., Togo J., Spence K. et al. 3-hydroxy-3-methylglutaryl coenzyme a reductase inhibitors protect cortical neurons from excitotoxicity. J. Neurosci. 2003; 23: 11104-11111.

4S Group - Randomised trial of cholesterol lowering in 4444 patients with coronary heart disease: the Scandinavian Simvastatin Survival Study (4S). Lancet 1994; 344:1383-1389.

7.1 Eigene Publikation

Bösel J. *, Gandor F. *, Endres M. et al. Neuroprotective effects of atorvastatin against glutamate-induced excitotoxicity in primary cortical neurones. J. Neurochem. 2005; 92: 1386-98.

8 Danksagung

Mein tiefer Dank gilt meinem Doktorvater Prof. Dr. med. Matthias Endres für die Überlassung des Promotionsthemas und die ausgezeichnete Betreuung und Förderung der Möglichkeit, die hier erarbeiteten Ergebnisse auch international präsentieren zu dürfen.

Ich danke Herrn Dr. med. Julian Bösel für die hervorragende Einarbeitung und enge Betreuung sowie allzeit fruchtbare Zusammenarbeit.

Des Weiteren danke ich Prof. Dr. med. Ulrich Dirnagl für die Möglichkeit, die Versuche am Institut für Experimentelle Neurologie durchzuführen und für die enge und herzliche Betreuung meiner Person als auch aller anderen Doktoranden.

Ich danke Frau Dr. rer. nat. Dorette Freyer und Frau Renate Gusinda für die Einarbeitung und Unterstützung im Labor der Zellkultur am Institut für Experimentelle Neurologie.

Ich danke insbesondere Herrn Prof. Dr. med. Uwe Heinemann für die Förderung meiner Doktorarbeit im Graduiertenkolleg 238.

Meiner Mutter und meinem Bruder danke ich für die unermüdliche Geduld und Zuversicht.

Ich danke Gerd Konschak und Marco Koch für die zahlreichen Diskussionen und Korrekturen.

Ich danke Roman Kühn und Alex Iskrov für die ausreichende Ablenkung.

Mein andauernder und tiefer Dank gilt meiner Kathryn für ihre geduldige Unterstützung.

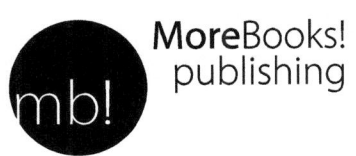
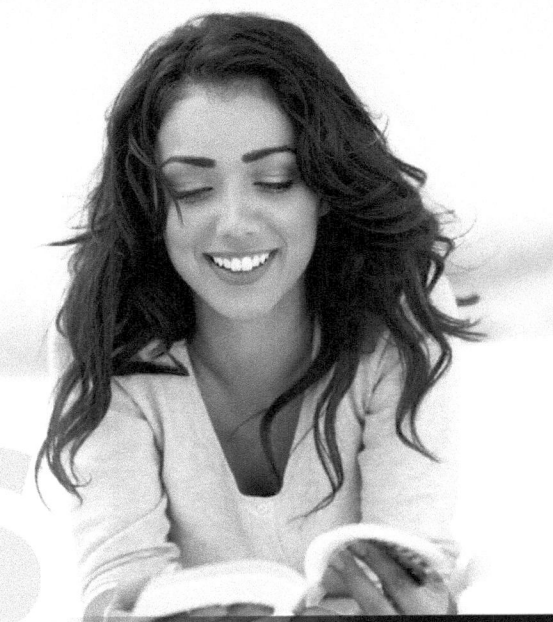

i want morebooks!

Buy your books fast and straightforward online - at one of world's fastest growing online book stores! Environmentally sound due to Print-on-Demand technologies.

Buy your books online at
www.get-morebooks.com

Kaufen Sie Ihre Bücher schnell und unkompliziert online – auf einer der am schnellsten wachsenden Buchhandelsplattformen weltweit! Dank Print-On-Demand umwelt- und ressourcenschonend produziert.

Bücher schneller online kaufen
www.morebooks.de

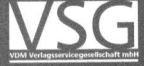

VDM Verlagsservicegesellschaft mbH
Heinrich-Böcking-Str. 6-8
D - 66121 Saarbrücken

Telefon: +49 681 3720 174
Telefax: +49 681 3720 1749

info@vdm-vsg.de
www.vdm-vsg.de

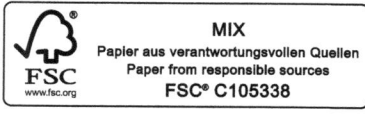

Printed by Books on Demand GmbH, Norderstedt / Germany